ぜんそく

長引くセキ・たん・息切れ

気管支炎・COPD

呼吸器とアレルギーの名医が教える

最高の治し方大全

文響社

はじめに

かつて死亡率の高い病気であった「ぜんそく」は、「治らない病」といわれた時代がありました。その後、吸入ステロイド薬を中心とした予防治療が普及しはじめた１９８０年代に状況は好転。さらに吸入ステロイド薬と気管支拡張薬の配合薬の登場により、ぜんそくの発作を減らし、症状を最小限に抑えられるようになりました。ぜんそくの死亡率は劇的に減っていったのです。

その一方、ぜんそくの総患者数は、地域によりかなりばらつきはあるものの、世界的に増加の傾向にあります。「ぜんそく」といえば「子供の病気」というイメージをお持ちの人が多いようですが、実は大人になってから発症するケースが増えており、成人ぜんそくの患者さんのうち、原因を特定するのが難しい「非アトピー型」が約４割を占めるため、一般的に治りにくく慢性化しやすいといわれています。さらに、高齢者になるとＣＯＰＤ《シーオーピーディー》（慢性閉塞《へいそく》性肺疾患《しっかん》）などの肺疾患を合併することも多く、場合によっては命にかかわる危険もあるのです。ぜんそくは子供にかぎった病ではなく、つらく苦しい症状を伴う大人の病気でもあることを知ってください。

それでも、ぜんそくという病気自体を深く理解し、ガイドラインに沿った治療を受け、自己管理を怠らず、早期の予防対策を続けていけば、症状をうまくコントロールすることができます。逆に、有効な治療法で症状を抑えられたにもかかわらず、ぜんそくに対する正しい知識を持たなかったために、自己判断で薬を減らしたり、やめたりしてしまい、より悪化させてしまった……ということも十分にあり得るのです。

本書では、そんなぜんそくに対して誰もが抱く１３４の疑問や不安に、日本を代表する呼吸器内科やアレルギー科の専門医が、一問一答形式でわかりやすく回答します。病気の説明に始まり、検査・診察・治療法から、薬の種類と効果、自己管理法や予防法、食事や運動などのセルフケア、生活習慣の改善ポイントまで、わかりやすい図表とともに詳細に解説しているので、ぜひ参考にしてください。

また、ぜんそく以外にも、セキぜんそくやＣＯＰＤといった、セキやたん、息切れなどを伴う疾患についても取り上げ、その症状や治療法などを図解しています。

ぜんそくの治療においては、正しい知識を持つことが大切です。本書の目的は、ぜんそくの治療には何が重要か、どのように自己管理を行い、予防に努めればいいのかを理解していただくことです。あなたに合った最高の治し方を見つけてください。

国際医療福祉大学臨床医学研究センター教授／山王病院アレルギー内科　足立　満

解説者紹介　※掲載順

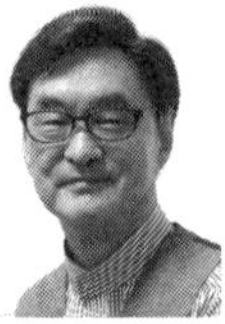

国際医療福祉大学
臨床医学
研究センター教授
山王病院アレルギー内科

足《あ》立《だち》　満《みつる》先生

昭和大学医学部卒業後、同大学医部第一内科学、山梨赤十字病院内科部長を経て、昭和大学医学部第一内科専任講師、同助教授、主任教授を歴任。在任中ロンドン大学 Royal Postgraduate Medical School 臨床薬理学教室に留学。その後、日本大学医学部呼吸器内科学客員教授を経て現職。専門は臨床アレルギー学・呼吸器病学で、特に気管支ぜんそくの病態生理・治療。日本アレルギー協会理事長、日本アレルギー学会名誉会員、日本職業・環境アレルギー学会監事などを務める。著書に『ぜんそく 正しい治療がわかる本』『ウルトラ図解　ぜんそく』などがある。

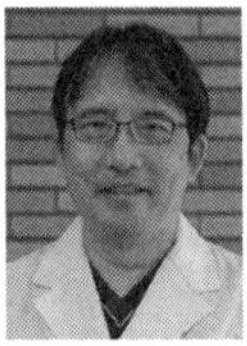

大阪府済生会
中津病院
小児科、免疫アレルギーセンター部長

清益功浩《きよますたかひろ》先生

京都大学医学部卒業。同大学医学部附属病院、日本赤十字社和歌山医療センター、市立岸和田市民病院、国立病院機構京都医療センター、大和高田市立病院小児科部長を経て現職。畿央大学健康科学科小児科学の非常勤講師兼務。日本小児科学会代議員、日本アレルギー学会代議員、日本小児臨床アレルギー学会代議員・理事などを務める。専門は小児科、免疫、感染症、アレルギー。小児科専門医・指導医、アレルギー専門医・指導医、ICD、メンタルヘルス・マネジメントⅡ種。『アトピーを正しく知って治す新常識』『じんましんの「真」常識』など著書多数。

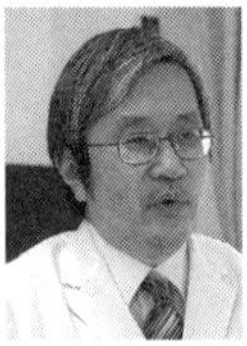

東邦大学医療センター
大橋病院
呼吸器内科
教授

松《まつ》瀬《せ》厚《ひろ》人《と》先生

大分医科大学（現・大分大学）卒業後、南フロリダ大学研究員、長崎大学大学院医歯薬学総合研究科展開医療科学講座呼吸器病態制御学分野准教授などを経て、同院内感染対策室長、同院院長補佐、同院診療支援部長および現職。専門は気管支ぜんそく、COPD（慢性閉塞性肺疾患）、呼吸器内科全般で、特にぜんそくなど呼吸器の病気の診断と治療。日本アレルギー学会喘息予防・管理ガイドライン作成委員を務める。著書に『ガイドライン＋αの危険な咳・そうでない咳の見分け方』『「ぜんそく」のことがよくわかる本』などがある。

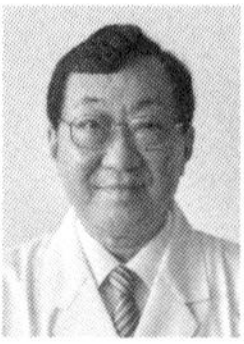

豊田地域医療センター
常務理事・院長
藤田医科大学名誉教授
堀口高彦《ほりぐちたかひこ》先生

名古屋保健衛生大学（現・藤田医科大学）医学部卒業後、藤田保健衛生大学大学院医学研究科、同大学医学部内科学講師、同医学部助教授、同呼吸器内科学Ⅱ講座教授、同大学（第二教育病院）副院長、同総合アレルギーセンター長を歴任し、現職。専門は呼吸器内科全般で、特にぜんそく、COPD（慢性閉塞性肺疾患）の吸入療法にかんして実績がある。また、薬の吸入の効果を上げる「ホー吸入」を開発した権威でもある。日本呼吸器学会功労会員、日本アレルギー学会功労会員、日本喘息学会理事など所属学会多数。

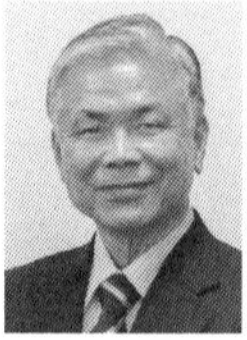

公益財団法人結核予防会複十字病院
呼吸ケアリハビリセンター付部長
千住秀明《せんじゅうひであき》先生

長崎大学名誉教授、医学博士。九州リハビリテーション大学校卒業、大阪産業大学工学部機械工学科卒業。長崎大学医療技術短期大学部講師、助教授を経て、文部省在外研究員として、カーティン大学理学療法学科留学。長崎大学医学部保健学科理学療法学専攻教授、理学療法学専攻主任、同大学大学院医歯薬学総合研究科保健学専攻教授、理学療法学専攻主任、医療科学専攻教授を歴任し、現職。呼吸ケア・リハビリテーションの第一人者。『ためしてガッテン』『あさイチ』（すべてNHK）などでの解説のほか、『呼吸リハビリテーション入門』など著書多数。

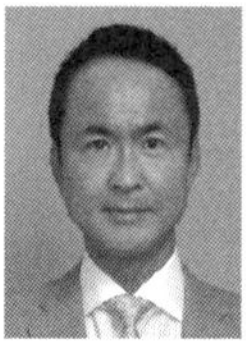

国際医療福祉大学
医学部教授
山王病院副院長・
呼吸器センター長
奥仲哲弥《おくなかてつや》先生

東京医科大学卒業後、同大学呼吸器外科講師を経て、現職。専門は呼吸器外科で、特に胸腔鏡手術や早期中心型肺がんに対する内視鏡的レーザー治療を最も得意とする。また、呼吸法、呼吸筋ストレッチの普及も積極的に行っている。『サンデージャポン』（TBS系列）、『Nらじ』（NHKラジオ第一）など、メディアでのわかりやすい解説にも定評がある。『長生きしたけりゃ「肺活」しなさい』『最期まで元気でいたいなら、健康寿命より快楽寿命をのばしなさい！』『医者が教える肺年齢が若返る呼吸術』など著書多数。

目次

第2章 ぜんそくの症状・原因についての疑問24

第1章

ぜんそく・セキについての基本的な疑問8

Q 1 「ぜんそく」と診断されました。どんな病気ですか？

「ぜんそく」と聞くと、多くの人が発作や激しいセキ、「ゼーゼー」と鳴る呼吸（ぜん鳴）などを連想し、苦しい症状を伴った病気として理解しているでしょう。ただし、「ぜんそくとはどのような状態を指すのか？」についてはあまり知られていません。

２０１９年に発行された『アレルギー総合ガイドライン』では、ぜんそくの定義を「気道の慢性炎症を本態とし、変動性を持った気道狭窄《きょうさく》（ぜん鳴、呼吸困難）やセキなどの臨床症状で特徴づけられる疾患《しつかん》」としています。つまり、ぜんそくとは、肺に通じる空気の通り道である「気道」に慢性の炎症が続き、気道が狭くなることで、呼吸困難になったりセキ込んだりをくり返す病気のことで、正式には「気管支ぜんそく」と呼ばれています。ぜんそくの最も重要な病態（病気の具合）は、発作が治まって、すっかり治ったように見えても、気道の炎症は静かに持続しているということです。

なお、「気道」は鼻腔《びくう》、咽頭《いんとう》、喉頭《こうとう》からなる「上気道」と、気管、気管支、細気管支、肺、肺胞からなる「下気道」に分かれています（左ページの図を参照）。

（足立　満）

気道の構造

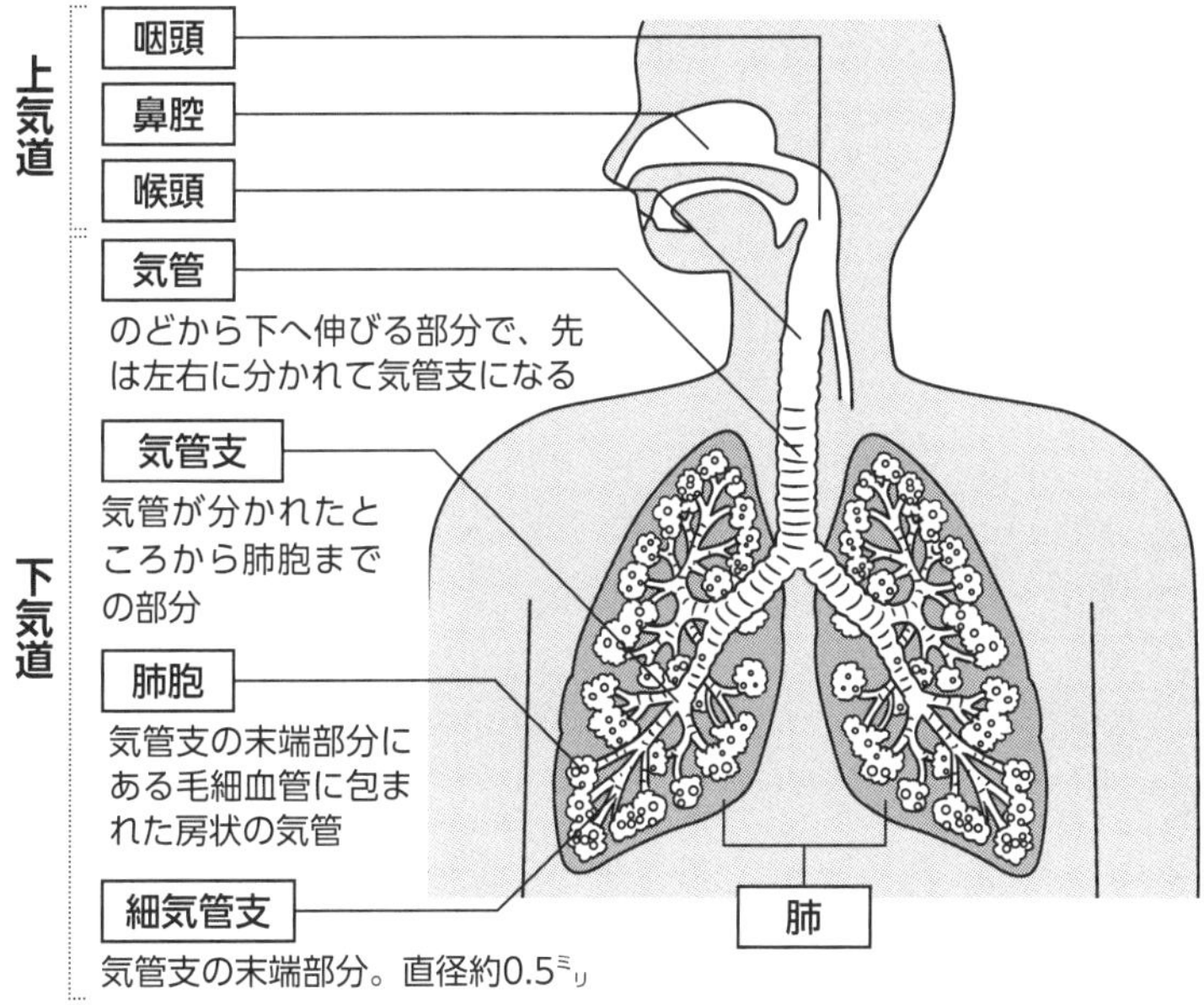

主な上下気道疾患の患者数の割合

●上下気道疾患

鼻から喉頭の上気道、喉頭から下の肺までの下気道で起こる病気のこと。上気道感染症は主にカゼ。

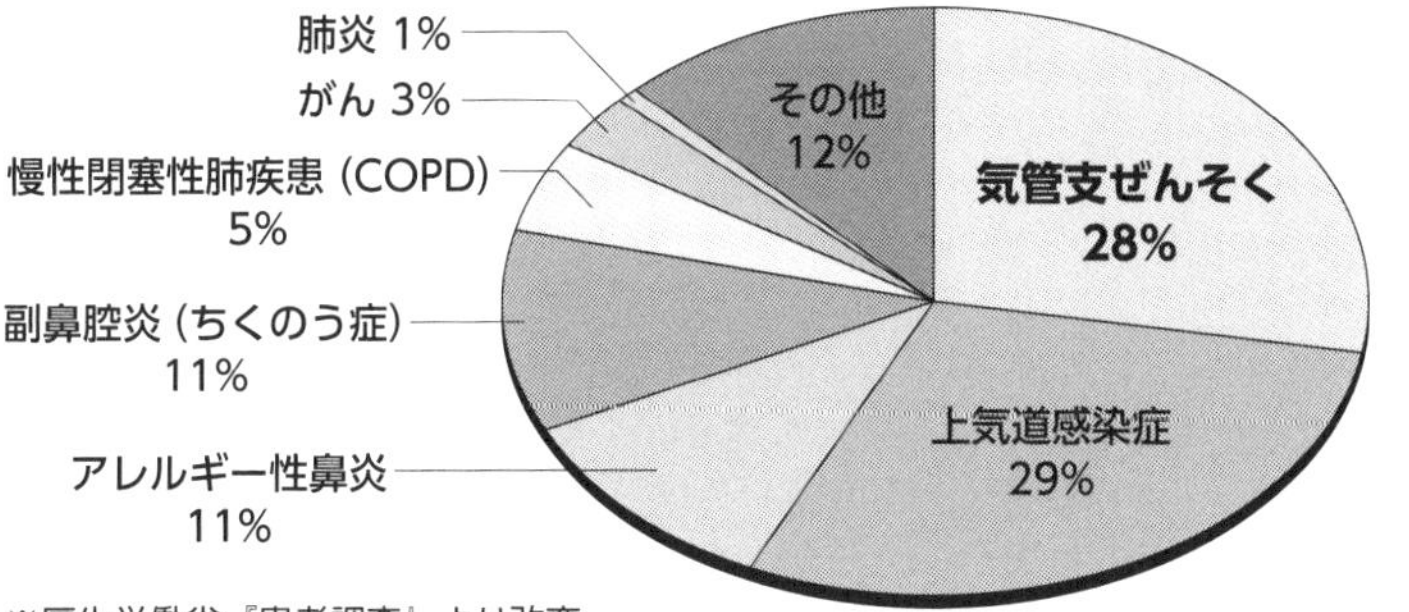

※厚生労働省『患者調査』より改変

Q2 ぜんそくは怖い病気ですか？

まず初めに認識しておかなければならないのは、「**ぜんそくは命にかかわる病気**」だということです。**ぜんそくによって命を落とすことを「ぜんそく死」といいます。**ぜんそく死の人たちの状態を見ると、突然の発作による急死が多く、３時間以内に亡くなるケースが約３割を占めています。また、高齢になるほどリスクが増すとされています。

厚生労働省の人口動態統計によると、ぜんそく死の人は、２０１６年で１４５４人と発表されています。この数字は、１９５０年代に１万５０００人を超える人が亡くなっていたのに比べて、劇的に減ったといえるでしょう。

ぜんそく死の数が減少していった背景には、１９９３年にわが国で初めて『アレルギー疾患《しっかん》治療ガイドライン』が発行されたのを機に、吸入ステロイド薬を中心とした予防治療が普及したことがあげられます。**ガイドラインに沿った治療を続け、自己管理を怠らず、早期の対応をしていけば、症状は十分にコントロールできるのです。**

ぜんそく死を防ぐには、何よりも患者さん自身がふだんの自己管理の必要性を理解し、発作を起こさないための管理を日ごろから徹底する姿勢が不可欠です。（足立 満）

Q3 ぜんそくになるとなぜセキが出るのですか？

セキは、外から侵入するホコリやウイルスなどの異物から、肺や気管などの呼吸器を守るための生体防御反応です。体内に異物が侵入すると、まず、鼻、のど、気管、肺といった気道の粘膜表面にある「セキ受容体」（異物の侵入を感知するセンサー）がそれを感じ取ります。その刺激が脳にある「セキ中枢」に伝わると、「呼吸筋」（呼吸を行う筋肉）に指令が送られてセキが出ます。

セキは大切な防御反応なので、病気の種類によっては、セキを抑えてしまうと侵入してきた異物を吐き出すことができず、かえって病気を悪化させる可能性があります。セキは次ページの図のように、さまざまな病気によって起こります。むやみやたらに抑えるのではなく、セキが出る原因を早急に見極め、原因を除去することが重要です。

一方で、ぜんそくに伴うセキは、その原因を抑えたほうがいいセキです。

ぜんそくの人は、アレルギーなどが原因となって慢性的に気道に炎症が起こり、気道が狭くなっています。そのため、本来ならセキを出す必要のない少しの刺激でも、気道が敏感に反応してセキが出るのです。

（清益功浩）

セキの種類と人にうつす疾患《しつかん》別の危険度

＊危険度＝人にうつす危険性　★うつりにくい〜★★★うつりやすい

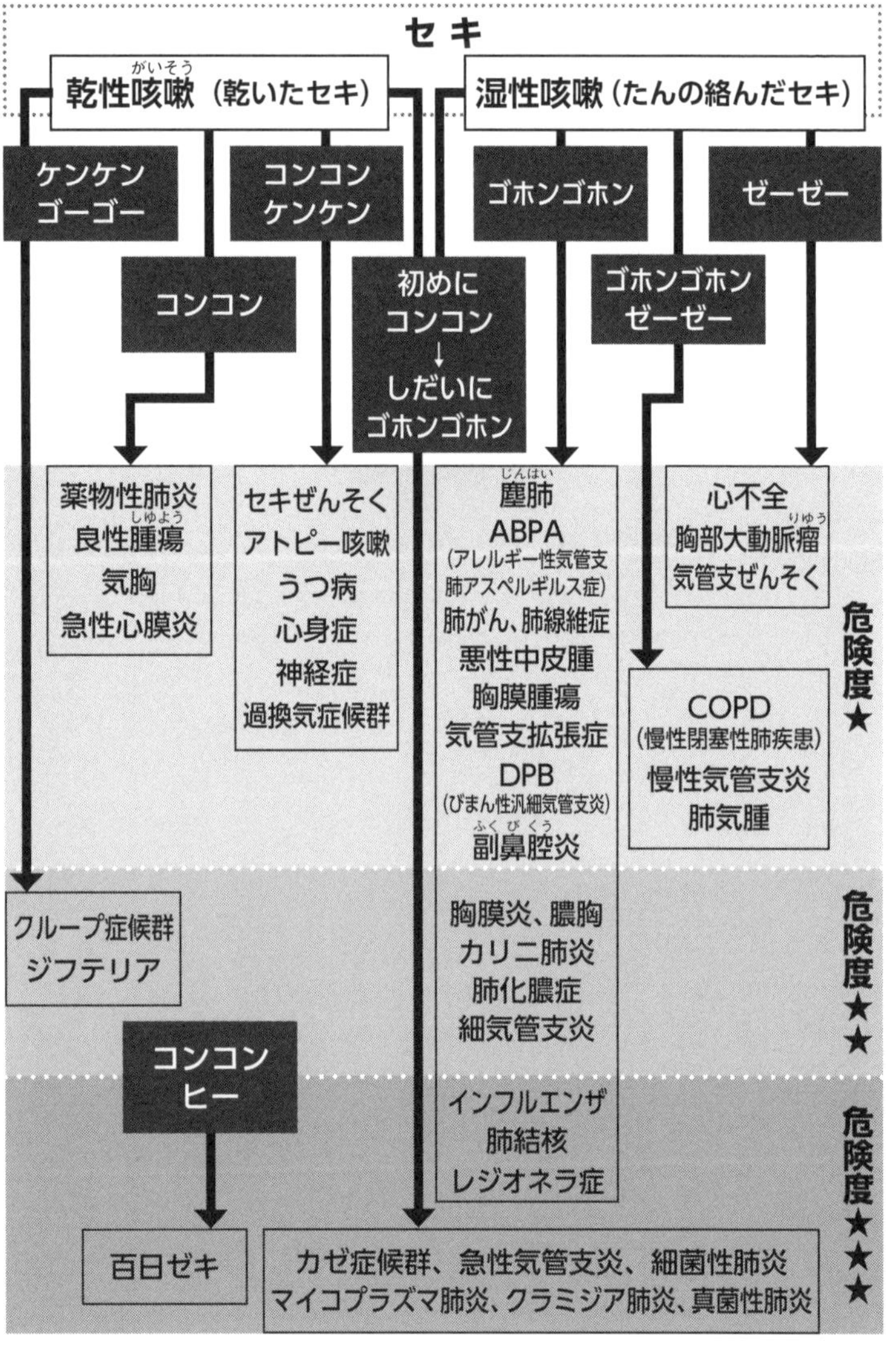

Q4 ぜんそくの人は日本にどのくらいいますか？

現在、日本国内でのぜんそくの総患者数は、推定４００万～５００万人といわれ、地域差や人口減少などもありますが、年々増加傾向にあると考えられています。これは世界的な傾向でもあり、ぜんそくを含むアレルギー疾《しっ》患《かん》は大きな課題となっています。

ぜんそく患者の割合については、『アレルギー総合ガイドライン』の中で、２００３年に厚生労働省が行った「保健福祉動向調査」の過去1年間の症状に基づいた「期間有症率」を客観的な指標とし、小児で約11～14%、成人で約6～10%という結果を報告しています（上の表を参照）。

（足立　満）

呼吸器アレルギー様症状（ぜん鳴《めい》・呼吸困難感など）の期間有症率

●小児

年齢	調査回収数	期間有症率*
0～4歳	1,804	13.6%
5～14歳	3,714	10.9%

●成人（15 歳以上）

年齢	調査回収数	期間有症率*
15～64歳	24,174	6.0%
65歳以上	6,781	9.7%

＊期間有症率……調査日以前の1年間に症状を有していた者の数を調査対象全員の数で除した率

※厚生労働省『保健福祉動向調査』（2003年）より改変

Q5 ぜんそくは治りにくいといいますが、なぜですか？

そもそもぜんそくは、15歳までに発症するぜんそく（小児ぜんそく、Ｑ７を参照）と大人になってから発症するぜんそく（成人ぜんそく、Ｑ６を参照）の二つに分けられます。

Ｑ１で述べたように、ぜんそくの基本的な原因が「気道の慢性的な炎症」であることは、子供でも大人でも全く変わりません。

ただし、小児ぜんそくの患者さんの９割以上が、ダニやハウスダスト、ペットの毛やフケ、カビ、花粉、食品など、特定のアレルゲン（アレルギーの原因となる物質）がきっかけとなって起こる「アトピー型」であるのに対して、成人ぜんそくの患者さんの約４割はアレルゲンを特定できない、つまり原因を特定するのが難しい「非アトピー型」であるという違いがあります。

非アトピー型が多い成人ぜんそくは、小児ぜんそくに比べて重症化するケースが多く、一般的に治りにくく慢性化しやすいのが大きな特徴の一つです。質問にあるよう

アトピー型ぜんそくと非アトピー型ぜんそく

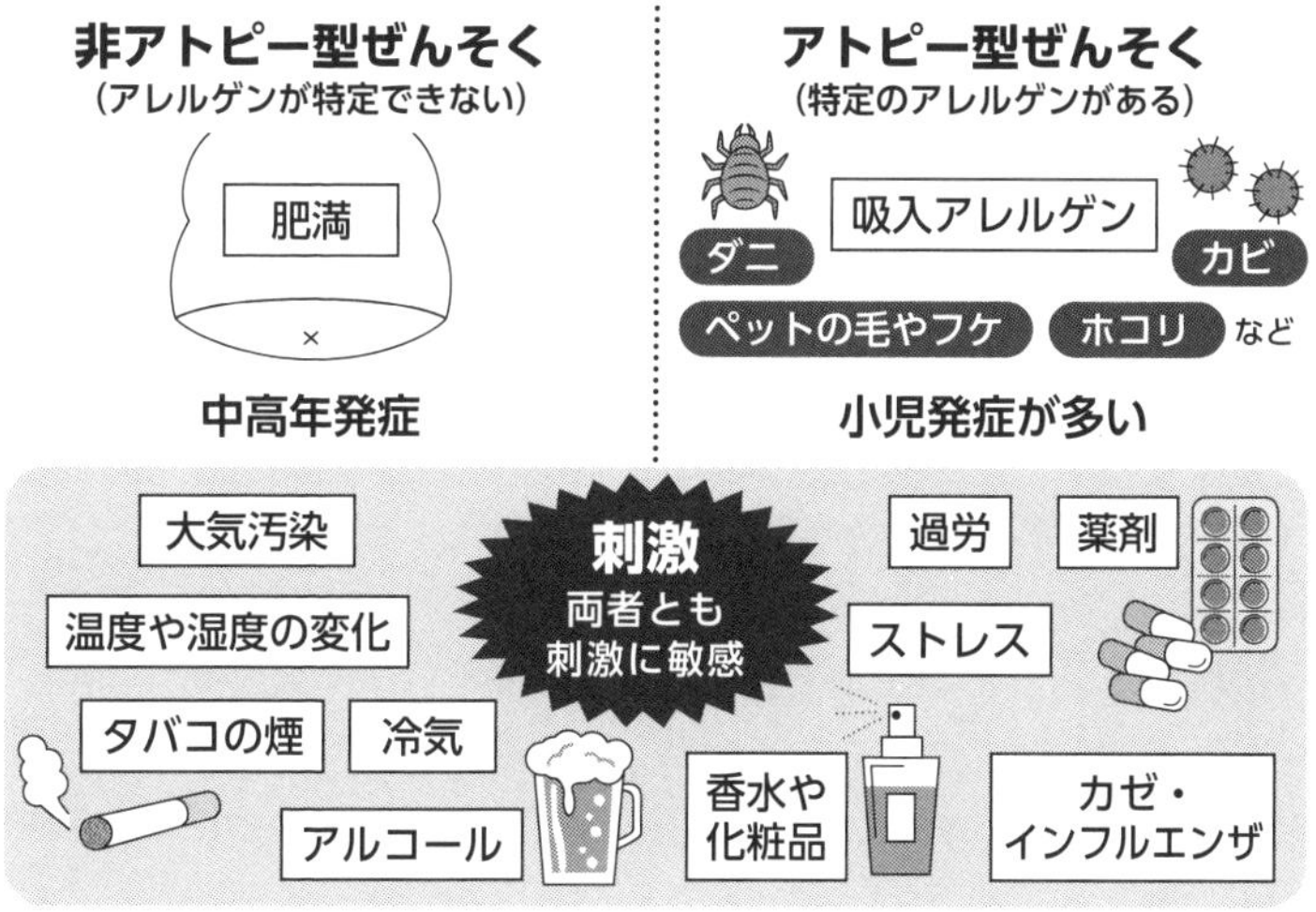

な「ぜんそくは治りにくい」というイメージの実態は、実は成人ぜんそくによるものなのです。

非アトピー型のぜんそくは、アレルゲンがあっても特定できないのか、それとも特定のアレルゲンがないのか、明確に判断することはできません。

また、カゼやインフルエンザなどのウイルス感染症や排気ガスなどの大気汚染、天候、喫煙、アルコール、調理時の煙、薬剤、化粧品、ストレス、過労、肥満、女性の場合だと月経時や月経前、妊娠中などぜんそくのリスク因子が多様であり、それらが重なり合って発症、悪化していると考えられることから、成人ぜんそくは治りにくいとされています。

（足立　満）

Q6 大人のぜんそくが増えているとは本当ですか？

ぜんそくといえば、「子供の病気」というイメージを持つ人が多いかもしれませんが、**実は近年、大人のぜんそく＝成人ぜんそくが増えているのです。**その数は過去35年近くで3倍になったといわれています。

２００３年に厚生労働省が全国で行った「保健福祉動向調査」によると、ぜんそくや呼吸困難感などの呼吸器のアレルギー症状がある人は、15〜64歳では6％、65歳以上では9・7％となっています（Q4を参照）。65歳以上の高齢者では、男女ともに約10人に1人が呼吸器の症状に悩まされていることになります。

成人ぜんそくには、小児ぜんそくを持ち越すケース（小児発症）や、小児ぜんそくが治まったのちに大人になって再発するケース（小児ぜんそくの寛解《かんかい》後成人再発）などがありますが、**中でも最も多く見られるのが、大人になって初めて発症するケース（成人発症）です**（左㌻のグラフを参照）。中でも、特に目立つのが40〜50代の中高年です。Q5で述べたように、成人ぜんそくは小児ぜんそくに比べて、アレルゲンが特定できず、原因がはっきりしない非アトピー型が多いという特徴があります。

成人ぜんそくの発症年齢

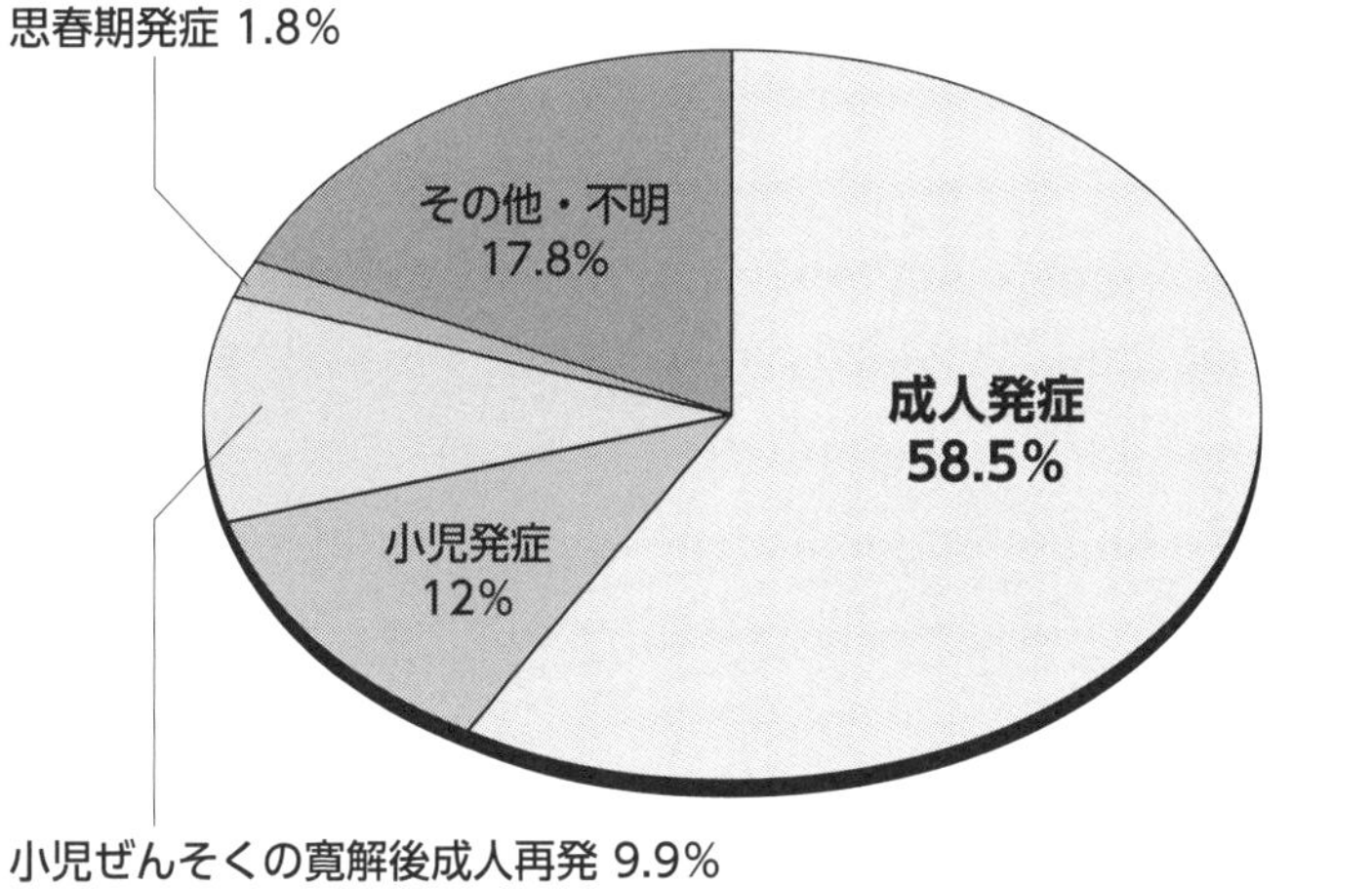

※『病院通院成人喘息患者の実態調査』（国立病院機構ネットワーク共同研究　福富ら、アレルギー 2010.59:37）より改変

40～50代はちょうど働き盛りで、仕事でのストレスや疲労が重なる時期です。また、家庭でも子供の教育や両親の介護など、精神的重圧を感じる機会が増える年齢でもあります。それらが引き金となり、さらにアルコールやタバコ、肥満など、さまざまな要因が絡み合うことでぜんそくを発症、悪化させていると考えられています。

高齢になればなるほど、突然の発作によって命を落とすぜんそく死のリスクも増します。軽度な症状のうちに受診し、なるべく早く治療を始めることが大切になります。

（足立　満）

Ｑ７ 子供のぜんそくは治りやすいといいますが本当ですか？

近年になって成人ぜんそくを患う人が増えてきているという話をＱ６でしましたが、**小児ぜんそくも増加傾向にあります。**

２００３年に厚生労働省が全国で行った「保健福祉動向調査」では、０～４歳の有症率は13・６％、５～14歳では10・９％と報告されています（Ｑ４を参照）。１９６０年代の小児ぜんそくの有症率が約０・07％だったことを考えると、著しく増えているといえるでしょう。現在では、４歳以下の子供のおよそ７人に１人に、ぜんそく症状があるといわれているのです。

小児ぜんそくは、０～４歳（特に１～２歳）が男女ともに発症のピークとされています。幼児期、学童期の子供に患者が多く、成長とともに思春期になるころには減少していきます（左ページのグラフを参照）。

成人ぜんそくは、治りにくく慢性化しやすい特徴があると述べましたが、小児ぜんそくは、**中学校に入学するころには約70％が寛解《かんかい》**（完治とまではいえないが、症状が治

年齢層別に見た男女のぜんそく総患者数

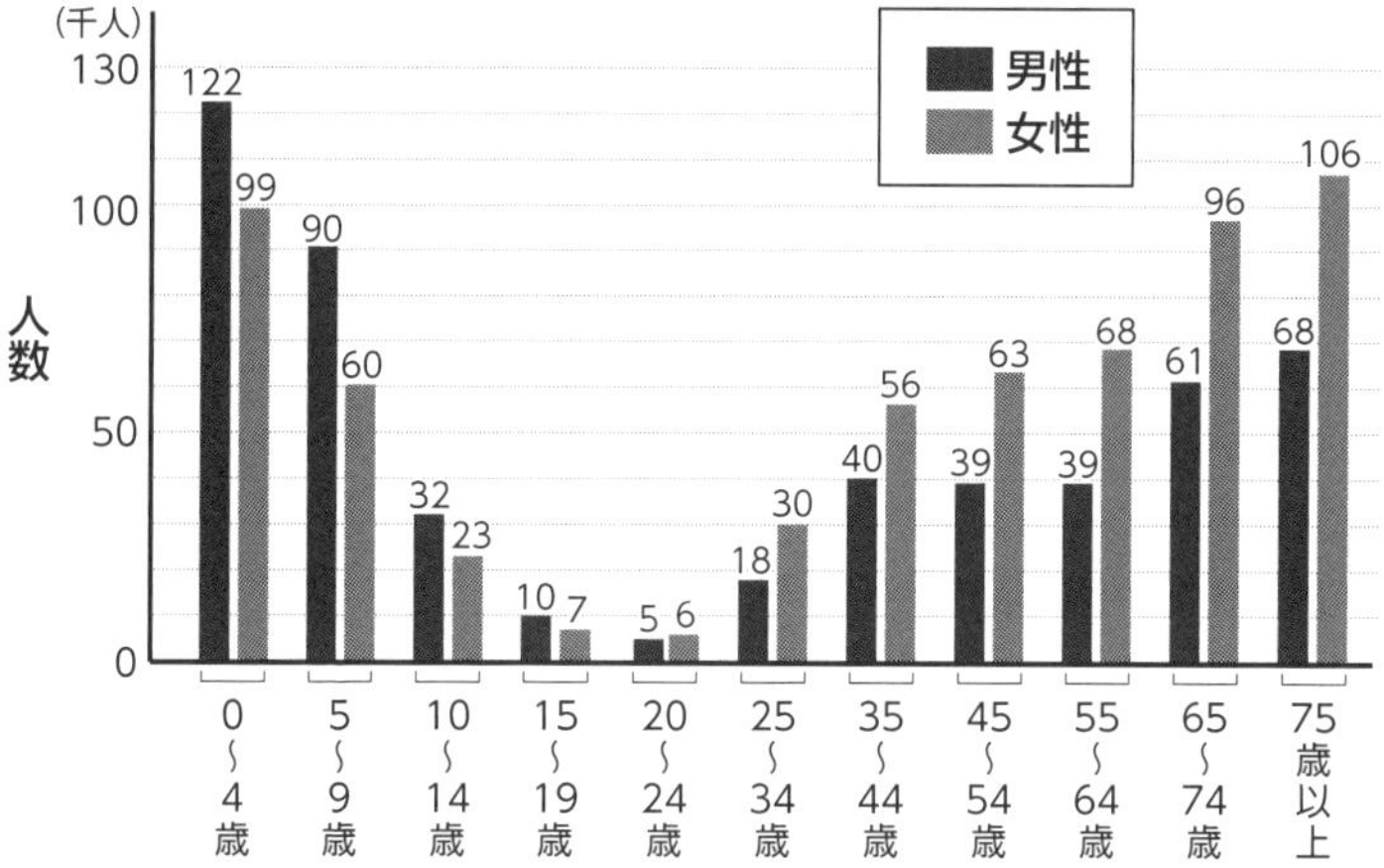

※厚生労働省『患者調査』（2017年）より改変

まって穏やかである状態）するといわれています。つまり、医師のもとでガイドラインに沿った適切な治療を続け、悪化因子であるアレルゲンを生活の中から取り除き、環境を整えれば、比較的治りやすい病気であるといえます。

ただし、約30％の小児ぜんそくの患者は、そのまま成人ぜんそくに移行、あるいは、いったん寛解したのちに成人して再発するケースもあります。

小児ぜんそくの90％は、主にダニの死がいや糞《ふん》といった特定のアレルゲンが引き金になって起こるアトピー型です。持って生まれたアレルギー体質が深く関係しており、特に家族にアレルギー歴がある場合は、発症しやすいとされています。

（足立　満）

Q8 「ぜんそくは一生治らない」と医師にいわれました。本当ですか？

ぜんそくの患者さんは、空気の通り道である気道が慢性的な炎症状態であるため、症状がいったん治まり、すっかり治ったと思い込んでいても、少しの刺激で気道が過敏に反応してしまい、セキやたんの症状、呼吸困難を伴う発作などを引き起こし、ぜんそくを再発させてしまうことがあります。この気道が敏感になっている状態を「気道過敏性」といい、一度獲得するとなかなか消失しないことが知られています。

また、ぜんそくの中でも特に大人になってからの成人ぜんそくは、リスク因子が多く、慢性化しやすいため、完治させることが難しい病気だといわれています。

ただし、早期に病院で受診し、ガイドラインに沿った適切な薬物治療と自己管理を根気よく続けていけば、仕事や日常生活への大きな影響もなく、健康な人とほとんど変わらない生活を送ることも可能です。「ぜんそくは一生治らない病気」と思い込んであきらめてしまわずに、ぜんそくに対する正しい知識を身につけ、継続して治療に取り組んでいきましょう。

（足立　満）

第2章

ぜんそくの症状・原因についての疑問24

Q9 ぜんそくのセキとほかの病気のセキに違いはありますか？

　医療現場では一般的に、「ゴホンゴホン」「ゲホゲホ」「グエホグエホ」「ガーガー」など、たんを伴う「湿ったセキ（湿性咳嗽《がいそう》）」と「コンコン」「コホコホ」「エホエホ」「フガフガ」「ケンケン」など、たんを伴わない、のどの痛そうな「乾いたセキ（乾性咳嗽）」の大きく二つに分類しています。

　セキをするとき、肺から空気が押し出されると、口腔《こうくう》、鼻《び》腔《くう》が広がり、「ゴホゴホ」といった低い音が聞こえます。炎症を起こして声帯がはれると気管が急に狭くなり、「ケンケン」「コンコン」といったトランペットのような高い音が出ます。また、肺から押し出された空気が、気管の細いところを通ると、「ヒューヒュー」「キイキイ」など、リコーダーのような高い音が聞こえます。

　ぜんそく（気管支ぜんそく）のセキは、息苦しさとぜん鳴を伴う「ゴホンゴホン」「ヒューヒュー」「ゼーゼー」といった湿ったセキです。セキの違いだけで病気を判断することはできませんが、ほかの病気のセキの特徴をあげてみます。

●セキぜんそく→ぜん鳴を伴わない乾いたセキ「コホンコホン」。睡眠中もセキが出る。

●カゼ症候群→のどの痛みを伴うことが多く、初めは乾いたセキ「コンコン」、しだいに湿ったセキ「ゴホンゴホン」。

●急性気管支炎→のどの痛みを伴う乾いたセキ「コンコン」、しだいに湿ったセキ「ゴホンゴホン」。セキとたんの症状が強い。気管が狭くなれば、呼吸がゼーゼーと苦しくなり、ぜんそくと間違えることがある。

●インフルエンザ→のどの痛みを伴う湿ったセキ「ゴホンゴホン」。

●クループ症候群→のどの痛みを伴う、オットセイの鳴き声のような、イヌの遠吠《とおぼ》えのような乾いたセキ「ケンケン」「ゴーゴー」「オゥオゥ」。声がれ、息を吸うときのぜん鳴が特徴。

●COPD《シーオーピーディー》（慢性閉塞《へいそく》性肺疾患《しっかん》）、慢性気管支炎・肺気腫《しゅ》→呼吸が苦しくなる、たんの絡んだ湿ったセキ「ゴホンゴホン」「ゼーゼー」。安静にしていれば息切れはない。

●肺結核→のどの痛みを伴う湿ったセキ「ゴホンゴホン」。症状が進むと激しいセキとともに、血たんが出る。

●ストレスによる心因性、うつ病・心身症・神経症→乾いたセキ「コンコン」「ケンケン」。

（清益功浩）

Q 10 ぜんそくかどうかチェックする方法はありますか？

ぜんそくかどうかを判断するうえで、まずはぜんそくの症状について知っておくことが大切になります。

ぜんそくの典型的な症状とされるのは以下の三つです。

ぜんそくの3大症状

①**息苦しさ**……気道が狭くなっているために呼吸が十分にできず、息苦しくなる。息を吐くときに苦しい、息切れするなどの特徴が見られる。

②**ゼーゼーする**……息をするさいにのどや胸から「ゼーゼー」「ヒューヒュー」という音がする（ぜん鳴）。のどや胸がゴロゴロするなどの特徴が見られる。

③**セキが出る**……激しくセキが出て止まらなくなる。セキで目が覚める、明け方にひどくなるなどの特徴が見られる。

これらの3大症状がそろって見られる場合は、ぜんそくの可能性がかなり高いといえるでしょう。

（松瀬厚人）

Ｑ11 セキは出ないのですが息苦しさや胸の痛みが起こります。これもぜんそくですか？

Ｑ10では、ぜんそくの典型的な３大症状について紹介しましたが、それらの症状が**そろっていなくてもぜんそくになるケースはあります。**

例えば、激しいセキやぜん鳴の症状はなく、多少の息苦しさを感じる程度であっても、息苦しさはぜんそくの主症状であり、気道が狭くなっている状態のため、見逃すことはできないポイントです。

また、ぜんそくにかぎらずＣＯＰＤ《シーオーピーディー》（慢性閉塞《へいそく》性肺疾患《しっかん》、Ｑ88を参照）や気胸、心不全といった病気でも息苦しさを感じる症状が見られるため、注意が必要です。

胸の痛みや違和感など、ぜんそくとは一見気づきにくい症状もあります。この場合、気道に炎症があり、発作が起こっても、最初はのどや胸に違和感を感じる程度のため、「すぐに治まるだろう」と軽視してしまいがちです。しかし、こうした兆候を放置しているうちに、症状が徐々に重くなったり、突然強い発作に襲われたりする危険性があるため、医療機関での早めの受診をおすすめします。

（松瀬厚人）

Q12

乾いたセキが1ヵ月以上続いていますが、ぜんそくでしょうか?

ぜんそくによく似た症状を持つ病気に「セキぜんそく」があります。

セキぜんそくは、1ヵ月以上も続くしつこい空ゼキが特徴で、カゼを引いた後に起こることが多いため、カゼが長引いているのだろうと思われがちですが、数ヵ月以上、ときには数年続くこともあるやっかいな病気です。夜間から明け方にかけてセキが出ることが多く、横になって寝ることができないくらい症状が悪化することもあるので、睡眠不足などに悩まされるケースもあります。また、季節性の病気である場合も多く、急激な寒暖差や冷気、湿度の上昇などによって引き起こされることもあります。

このようにぜんそくとセキぜんそくには共通点が多くありますが、後者には、ガイドラインに定められた「成人ぜんそくの診断の目安」の一つであるぜん鳴や呼吸困難といった症状は現れないという大きな違いがあります。また、後者には同診断の目安の一つであるたんもほとんど出ません。

ただし、セキぜんそくの患者さんの気道の粘膜を調べてみると、成人ぜんそくの診

セキぜんそくの特徴

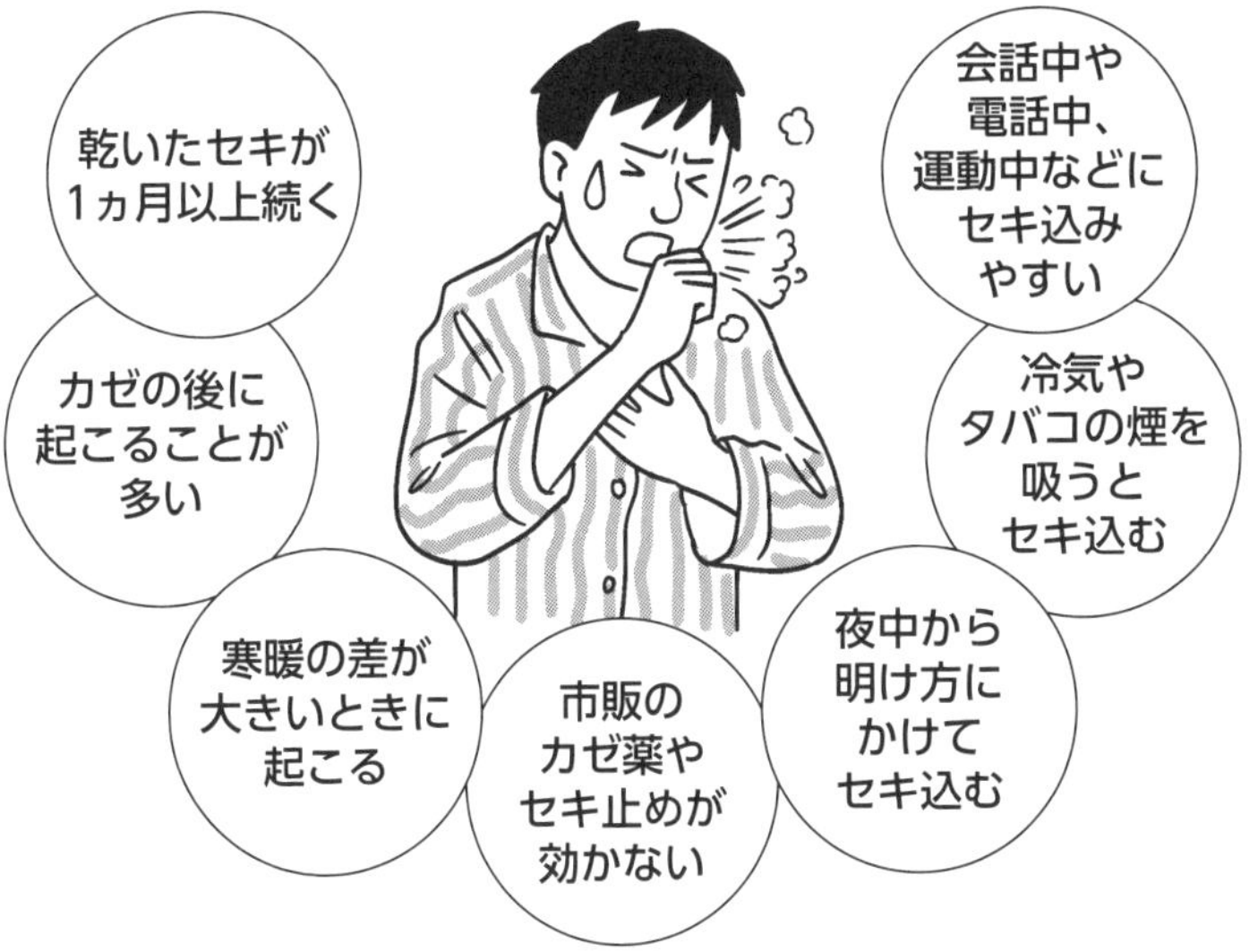
乾いたセキが
1ヵ月以上続く
会話中や
電話中、
運動中などに
セキ込み
やすい
カゼの後に
起こることが
多い
冷気や
タバコの煙を
吸うと
セキ込む
寒暖の差が
大きいときに
起こる
市販の
カゼ薬や
セキ止めが
効かない
夜中から
明け方に
かけて
セキ込む

断の目安となる、炎症を引き起こしたり、悪化させたりする働きを持つ「好酸球」という白血球が集まっています。また、気道狭窄《きょうさく》は認められませんが、アレルギー性の炎症が起こっており、ちょっとした刺激にも敏感に反応するほど気道の過敏性が高くなっています。

　このようなことから、セキぜんそくはぜんそくの一種、あるいは前段階ととらえられています。

　セキぜんそくをそのまま放っておくと、患者さんの3～4割は本格的なぜんそくに移行してしまいます。ですので、そうならないためにも、1ヵ月以上続くしつこい空ゼキの症状を自覚した場合は、必ず受診しましょう。

（足立　満）

Q13 私のぜんそくはどの程度の重症度ですか？

患者さんによって大きく異なるぜんそく症状の程度（重症度）は、１週間以内に起こるぜんそく症状（セキやたん、ぜん鳴、呼吸困難など）の頻度、発作の強度（日常生活や睡眠に対する影響など）、そして夜間に限定した場合でのぜんそく症状の頻度などを目安にして判定します。

患者さんのぜんそく症状の重症度を段階別にまとめたのが、左ページの「**ぜんそくの重症度チェック表**」です。

ぜんそくの重症度チェック表は、未治療の患者さんの場合にかぎるものですが、その症状によって、①「軽症間欠型」、②「軽症持続型」、③「中等症持続型」、④「重症持続型」の４段階に分けられます。

最も軽い軽症間欠型は、ぜんそく症状が週１回未満。最も重い重症持続型はぜんそく症状が毎日見られ、さらに日常生活が制限されるレベルになります。このチェック表によって重症度を判定し、それぞれの段階別にガイドラインに沿った治療法（ステップ１～４）を選択していきます（Q45を参照）。

（足立　満）

ぜんそくの重症度チェック表

軽

重症度	ぜんそく症状 （セキ、たん、ぜん鳴、呼吸困難など）				主な治療
	頻度	強度		夜間症状	
軽症間欠型	週1回未満	症状は軽度で短い		月に2回未満	**ステップ1** 吸入ステロイド薬（低用量）
軽症持続型	週1回以上だが毎日ではない	月1回以上、日常生活や睡眠が妨げられる		月に2回以上	**ステップ2** 吸入ステロイド薬（低～中用量）
中等症持続型	毎日	週1回以上、日常生活や睡眠が妨げられる	しばしば増悪*	週に1回以上	**ステップ3** 吸入ステロイド薬（中～高用量）
重症持続型	毎日	日常生活が制限される	しばしば増悪	しばしば	**ステップ4** 吸入ステロイド薬（高用量）

重

＊増悪……症状が悪化する

※『アレルギー総合ガイドライン』より改変

Q 14 冷たい風やタバコの煙で空セキが出ます。ぜんそくでしょうか？

冷たい風に当たったときや、タバコの煙により、コホン、コホンと乾いたセキが出る人は、**「セキぜんそく」**（Q12を参照）が疑われます。セキぜんそくは、ぜんそくと同じアレルギー性の気道疾患《しっかん》の一つで、なんらかの原因で気道が敏感になって起こると考えられています。寒暖差や喫煙（受動喫煙を含む）、カゼも誘因となり、ほかの症状が治まった後、セキだけが残ります。のどがゼーゼー、ヒューヒューと鳴るぜん鳴はなく、呼吸困難が起こることも少ないのですが、ときに激しくセキ込むことで胸が痛くなったり、嘔吐《おうと》したりすることもあります。**セキぜんそくはぜんそくの予備群と考えられ、症状がセキだけに留まっているものの、ぜんそくと変わらない傾向を持っています。ぜんそくへの移行を防ぐためにも、しっかりと治療することが大切です。**

セキぜんそくには、市販のセキ止め薬やカゼ薬は効きません。ぜんそくの治療と同じ、吸入ステロイド薬、気管支拡張薬を使った治療を行います。

適切な薬物治療を行えば、1〜2ヵ月でほとんどの症状は消失します。（清益功浩）

Q15 たんの絡まないセキが1ヵ月以上続いています。これはぜんそくですか？

ぜん鳴や呼吸困難を伴わず、たんも絡まない「コホンコホン」という乾いたセキが1ヵ月以上続く人は、**「アトピー咳嗽《がいそう》」**かもしれません。

アトピー咳嗽は、ぜんそくと同じアレルギー性気道疾患《しっかん》の一つで、多くは原因が不明です。**アレルギー体質の人がなりやすく、閉経後の女性に多く見られることも特徴**の一つです。セキは気道に入ってしまった異物を外に出そうとして起こる体の防御反応（「セキ反射」）ですが、アトピー咳嗽の人は、異物の侵入を感知するセキ受容体の感受性が高まりすぎて、本来ならセキを出す必要のない状態でもセキが誘発されると考えられています。セキぜんそくとの鑑別が難しい病気ですが、アトピー咳嗽の炎症は太い気管部分の炎症が主で、細い気管支の炎症が見られないことから、「気管支拡張薬が無効」であることが、診断基準の一つになります。

治療には、抗アレルギー薬や抗ヒスタミン薬を用います。60％の人に有効ですが、症状が改善されない場合は、吸入ステロイド薬を併用します。

（清益功浩）

Q16 カゼをこじらせてゼーゼーと音がするのですが大丈夫でしょうか？

カゼをこじらせてしまうと、「急性気管支炎」を発症することがあります。カゼなどによって起こった上気道（鼻腔《びくう》・咽頭《いんとう》・喉頭《こうとう》）の急性炎症が、気管から気管支へと広がることで発症します。炎症によって空気の通り道である気管支が狭くなることで、ゼーゼー、ヒューヒューという呼吸音がします。特に子供が発症すると、子供はもともと気管支が細いので、ゼーゼーと呼吸が苦しくなります。

原因の多くは感染症で、特にカゼやインフルエンザなど、ウイルスによるものが大半を占めます。ウイルスによる感染症はインフルエンザ以外では特異的な治療薬はなく、安静、水分補給などの対症療法が中心になります。細菌感染が疑われた場合には、適宜、抗菌薬を使用します。軽症であれば自然に治癒《ちゆ》することが多いのですが、細菌感染症、肺炎の合併などにより、重い呼吸障害を引き起こすこともあります。

息苦しくゼーゼーとはっきりしたぜん鳴が確認できる場合は、空気の通り道が狭くなっているサイン。重症化の危険があるので、医療機関を受診してください。（清益功浩）

Q 17 セキの症状が治まったのですが、治ったのでしょうか？

セキや息苦しさ、ぜん鳴、呼吸困難などのぜんそくの発作が治まっているときは、「今までの苦しさはなんだったのだろう？」と思うくらい、普通の状態に戻ったように感じます。

しかし、ここがやっかいなところなのですが、第1章で見てきたように、**ぜんそくは慢性の病気であり、症状が影を潜めている間も気道では静かに炎症の状態が続いているため、発作が治まったからといって完治ということにはならないのです。**

セキの症状が治まったからといって、油断して放置していると、ささいな刺激で発作を起こし、そのたびに気道過敏性が亢進《こうしん》します。そうなると、ますます刺激に反応しやすくなり、炎症の悪化をくり返し、気道の粘膜が傷だらけになって、いっそう発作が起こりやすくなる……といった悪循環に陥ってしまいます。

症状がない時期があること自体が、ぜんそくという病気の大きな特徴であり、症状の一つといえるでしょう。

（松瀬厚人）

Q18 私のぜんそくは何が原因ですか？

ぜんそくは慢性の炎症が続いて気道が狭くなり、ささいな刺激にも過敏になります。セキや息苦しさ、ぜん鳴などの症状がくり返し起こり、15歳までに発症する小児ぜんそくと大人になってから発症する成人ぜんそくの二つに分けられます。

そして、ぜんそくが発症する原因として考えられているのが、特定のアレルゲンです。主にダニなどの吸入アレルゲンを空気といっしょに吸い込むことによって、気道の粘膜にアレルギー反応が起こり、ぜんそくを発症します（アトピー型）。アトピー型は生まれつきアレルギー体質（アトピー体質）を持つ人だけに起こり、小児ぜんそくの約9割がこれに該当します。逆にアレルゲンが特定できないぜんそくもあり、この場合はカゼなどのウイルス感染やタバコ、アルコール、アスピリン（下熱鎮痛薬）などの痛み止めの薬、ストレス、疲労、肥満などの原因が重なっていると考えられます（非アトピー型）。成人ぜんそくの約4割がこれに該当します。なお、ウイルス感染は、アトピー型でも発作の誘因のトップです。このようにぜんそくにはさまざまな原因があり、特定には病院やクリニックでの検査が必要です（第3章を参照）。

（足立　満）

Q19 ぜんそくを起こす刺激にはどんなものがありますか？

すでにQ５やそのほかの項目でもふれてきたとおり、ぜんそくを引き起こす刺激にはさまざまなものがあります。

　ぜんそくには、特定のアレルゲンがきっかけとなって引き起こされる「アトピー型」と、アレルゲンが特定できない「非アトピー型」の二つのタイプがありますが、それぞれ発作の引き金となる刺激の種類には違いがあります。

　アトピー型のぜんそくを引き起こす主な刺激としては、空気中の原因

ぜんそくを起こす主な刺激

アトピー型ぜんそく／非アトピー型ぜんそく
どちらも

ウイルス感染
（カゼ・インフルエンザ）
大気汚染
天候
（温度や湿度の変化）
冷気
タバコやアルコール
薬剤
香水や化粧品
ストレスや過労
など

アトピー型

ホコリ
ダニ
ペットの毛やフケ
カビ
花粉
昆虫
など

非アトピー型

肥満など

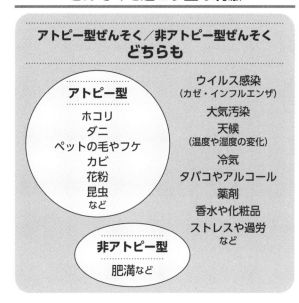

ぜんそくを起こす刺激一覧（インターネット調査）

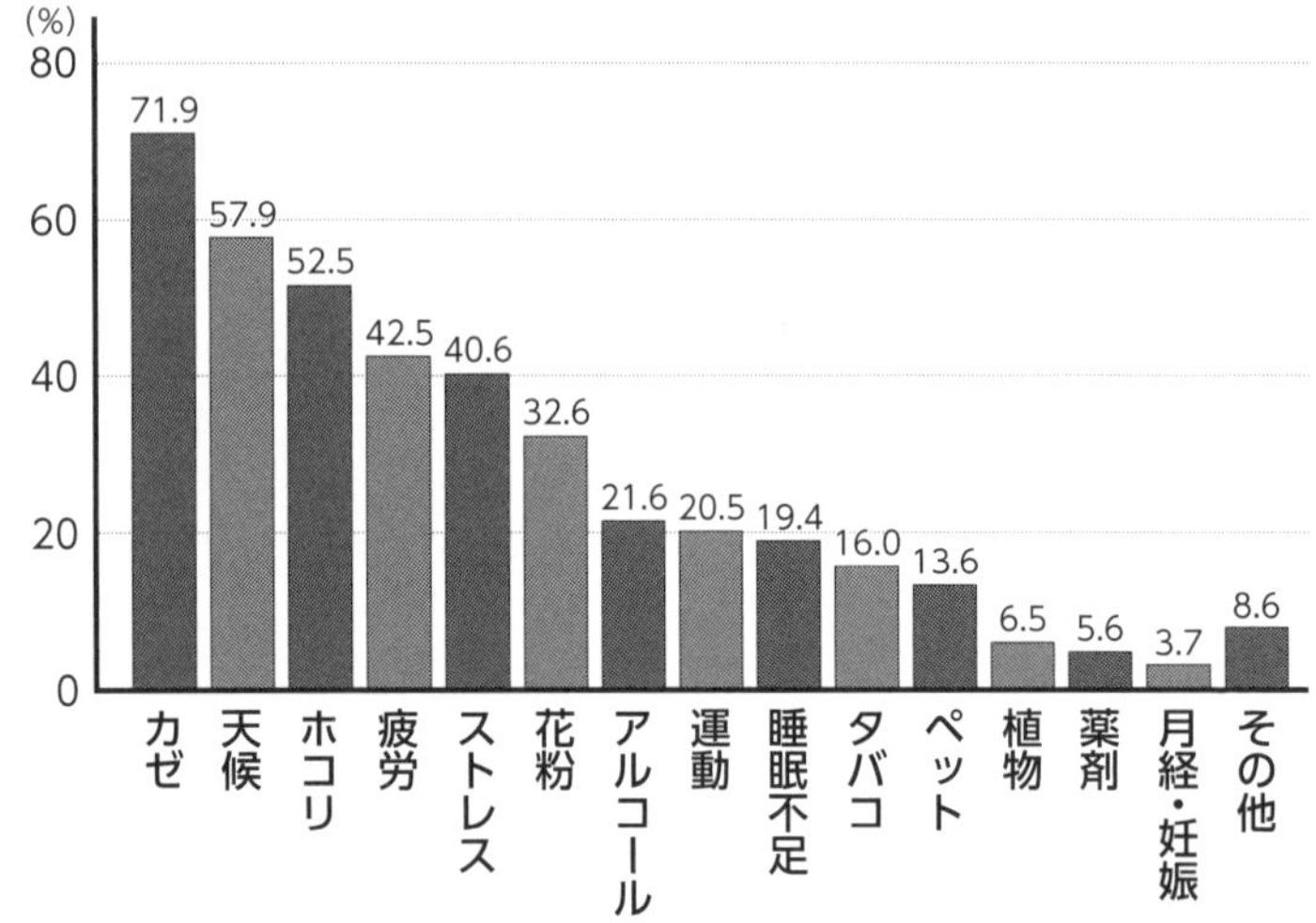

＊対象：2ヵ月に1回以上通院し、長期管理薬を定期使用している軽症持続型以上のぜんそく患者537人のうち、なんらかのきっかけでぜんそく症状が発生／悪化した患者463人調査地域／期間：全国／2011年12月（秋山一男：アレルギー・免疫 19:1120-1127,2012）

物質を吸い込むことによってぜんそくが悪化する吸入アレルゲンがあげられます。吸入アレルゲンには、ダニやペットの毛やフケ、カビ、ホコリ、花粉などが該当します。

　非アトピー型、そしてアトピー型のどちらにおいても、カゼやインフルエンザなどによるウイルス感染がぜんそくを引き起こす刺激としてあげられます。さらに大気汚染、天候（温度や湿度の変化）、冷気、タバコの煙、アルコール、薬剤、香水や化粧品、ストレス、過労、肥満など多様なリスク因子が考えられています。（足立　満）

Q20 ぜんそくは遺伝しますか？

ぜんそくは体質が関係する病気のため、小さなお子さんがいるご家庭やこれから出産を控えているお母さんなど、遺伝を心配する人も多いでしょう。

結論から先にいいますと、**ぜんそくの発症において、遺伝の影響はないとはいえません。ただし、近年の研究では、ぜんそくそのものが遺伝するわけではなく、アレルギーを起こしやすい体質が遺伝すると考えられています。**

両親のどちらかがぜんそくを患っている場合、その子供がぜんそくを発症するリスクは、3～5倍高くなるというデータがありますが、両親にぜんそくがなくても、その子供がぜんそくを発症するというケースもあります。

ぜんそくは「遺伝因子」と「環境因子」の複雑な相互作用によって発症するといわれています。つまり、遺伝因子を持っていたとしても、生まれた後の生活環境に左右される部分もあるため、必ずしもぜんそくを発症するとはいえません。また、絶対に発症しないと保証することもできないのです。このように遺伝については、まだ解明されていない部分も多いため、あまり心配しすぎないようにしましょう。（松瀬厚人）

Q21 ストレスで症状が悪化することはありますか？

ぜんそくの中でも、成人ぜんそくの患者さんには、アレルゲンが特定できない非アトピー型が多いという特徴があります。非アトピー型の場合、さまざまな要因が重なり合うことで、ぜんそくを発症、悪化させていると考えられていますが、**中でも過労と並んで大きな要因にあげられるのがストレスです。**

特に成人ぜんそくの発症のピークである40～50代、中高年の患者さんは、多忙を極め、職場や家庭でストレスを抱えることも多くなります。ぜんそくの発作が起こったときの状況を後から振り返ってもらうと、イライラしていた、プレッシャーを感じていた、ということが少なくありません。

また、「いつ発作が起こるかわからない」という不安で仕事に集中できない、「夜中に発作が起こったらどうしよう」と思うと心配で眠れないなど、**ぜんそくそのものがストレスとなることもあります。**

仕事を含めた日常生活の中で、できるだけストレスをためないように心がけ、ストレス発散のために運動をしたり、趣味に没頭したりすることも大切です。（松瀬厚人）

Q22 アレルギー性鼻炎だとぜんそくになりやすいとは本当ですか？

ぜんそくはアレルギー疾患《しっかん》とかかわりのある病気であり、特にぜんそくのリスク因子であるアレルギー性鼻炎は、症状を悪化させることがわかっています。

成人ぜんそくの患者さんの70～80％がアレルギー性鼻炎を合併しており、アレルギー性鼻炎の患者さんの20～40％がぜんそくを合併しているといわれています。アレルギー性鼻炎の合併により、ぜんそくの発症リスクは約3倍に増加し、ぜんそく発作も起こりやすくなるといわれているのです。

アレルギー性鼻炎は、鼻腔《びくう》から喉頭《こうとう》までの上気道で起こる病気ですが、上気道はぜんそくが起こる下気道につながっているため、互いに影響し合っているのではないかと考えられています。最近では、鼻と気管支は気道でつながっているのだから、アレルギー性鼻炎とぜんそくを一つの疾患としてとらえようという「One《ワン》 airway《エアウエイ》,one《ワン》 disease《ディジーズ》」という概念が提唱されているほどです。アレルギー性鼻炎を合併している場合は、ぜんそくとともに鼻炎の治療も行いましょう。

（足立　満）

Q23 ぜんそくが悪化しやすい時間帯や季節はありますか？

ぜんそくの患者さんの症状は、時間帯や季節によって変動することがわかっています。

時間帯については、1日の中で気道が一番不安定になるとされている午前2時から4時の間が、ぜんそくの発作が起こりやすい時間帯といわれています。

季節については、5月から7月、10月から11月の間が、発作の回数・程度ともに増すとされ、後者のほうが若干発作が多くなる傾向があります。これを季節的変動と呼びます。

ぜんそくに季節的変動が見られる理由としては、①気候、②ダニなどのアレルゲン量、③気道感染の三つがあげられます。春～初夏と秋は、梅雨や台風など気象の変化が激しく、特に秋は1日の温度差が激しくなるためカゼを引きやすくなります。また、室内のダニなどのアレルゲン量がピークを迎えるのも春と秋です。これらが要因となって、ぜんそくの発作を引き起こすと考えられています。

（足立　満）

Q24 職場にいるとぜんそくが起こります。なぜですか？

成人ぜんそくにおいて、大きな問題となるのが仕事との関連です。最近では、職場における夏場のエアコンが気道過敏性のある患者さんにとって、ぜんそくを誘発する要因の一つとなっています。また、汚れた空気やタバコの煙、ホコリなどのアレルゲンがさけられない環境は、症状を悪化させる恐れがあります。さらに、職場での人間関係などで過度なストレスを抱えている人も、そのストレスが引き金でぜんそくになるケースがあります。職場の環境を整備するとともに、ストレスの原因となっている人間関係の問題解決を探ることが重要になります。

また、**職業上、接触しなければいけない特定物質がアレルゲンとなって起こるぜんそくも存在します。**代表的なものにパン製造所での小麦粉ぜんそく、製材所での米杉《べいすぎ》ぜんそくなどがあり、それらを総称して「職業性ぜんそく」と呼びます。職業性ぜんそくの特徴は、職場を離れると症状が軽くなるという点です。**職業性ぜんそくを発症した場合は、原因となる特定の物質を完全に回避することが原則です。**

（足立　満）

職業性ぜんそくを起こしやすい主な職種と原因

A …… 高分子量物質：植物性物質、動物性物質、その他
B …… 低分子量物質：化学物質、薬品、その他

	ぜんそくの有病率の高い職種	原因となる物質
A	看護師、医師、ゴム手袋使用者	⇒ラテックス（ゴム）
	コンニャク製粉、製パン、製麺業者、精米、コーヒ豆業者	⇒コンニャク舞粉、小麦粉、そば粉、米、コーヒー豆
	ビニールハウス内作業者、生花業者	⇒キノコ胞子、花粉
	実験動物取扱者、獣医、調理師	⇒動物の毛、フケ、尿たんぱく
	化粧品会社の美容担当者	⇒人のフケ
	カキのむき身業者、干しエビ製造・いりこ製造業者	⇒ホヤの体成分、干しエビ粉塵、イワシ粉塵
	柔道整復師	⇒トリコフィトン（カビ）
	クリーニング業、薬剤師、清酒醸造業者	⇒酵素洗剤、酵素
	シリアル食品製造業者、チーズ製造業者	⇒ハチミツ、凝乳酵素
B	薬剤師、製薬会社従業員	⇒薬剤粉塵（高分子量物質の薬剤の場合もあり）
	製茶業者	⇒精製緑茶成分（エピガロカテキンガレート）
	美容師、理容師、毛皮染色業者	⇒過硫酸塩、パラフェニレンジアミン
	染料工場従業員	⇒ローダミン、シカゴ酸
	金属メッキ取扱業者、セメント製造、白金酵素センサー製造業者	⇒クロム、ニッケル、プラチナ
	塗装業者、ポリウレタン製造業者	⇒イソシアネート（TDI、MDI、HDI）
	超硬合金製造業者	⇒タングステン、コバルト
	補聴器製造業者、製版業者	⇒シアノアクリレート
	エポキシ樹脂、耐熱性樹脂製造業者	⇒無水フタル酸、酸無水物
	製材業者、大工、家具製造業者	⇒木材粉塵（米杉、ラワンなど）
	はんだ付け作業従事者	⇒松脂（フラックス）

※『アレルギー総合ガイドライン』より改変

Q25 激しい運動をすると激しいセキが出ます。ぜんそくでしょうか？

子供にとって、体を動かす運動をすることは、体力・運動能力の向上に役立つだけでなく、心や感覚などの総合的な成長発達においても、とても大切な習慣になります。また、大人にとっても運動は、精神・肉体の両面でさまざまな健康上の利点があり、高血圧や肥満などによる生活習慣病、心筋梗塞《こうそく》や脳卒中などの命にかかわる病気の予防にも効果が高いとされています。

ただし、運動によって激しいセキなどの症状が現れるような場合は、ぜんそくの可能性があるため、注意が必要です。

激しい運動により、一時的にセキやぜん鳴、呼吸困難などの症状が起きる現象を「運動誘発ぜんそく」と呼びます。運動を始めて数分で起こり、中止すると30分ぐらいで自然に治まります。運動誘発ぜんそくは、冷たく乾燥した環境や強度の強い運動を続けた場合に起こりやすいことがわかっています。また、ふだんのぜんそく症状が中等症～重症の人ほど、強く起こるという傾向があります。

（足立　満）

Q 26 アスピリンなどの薬を飲むと症状が悪化しますが、薬のせいですか？

熱を下げる、痛みを鎮めるという目的で使用する、アスピリンや非ステロイド性の解熱消炎鎮痛薬を飲んださいに、ぜんそくの発作症状が起こる、あるいは悪化するという人は、「アスピリンぜんそく」の可能性が高いです。

アスピリンぜんそくとは、解熱鎮痛薬を服用したときに、非常に強いぜんそくの症状と、鼻に起こる症状（鼻汁や鼻閉）を引き起こします。また、食品や薬剤に含まれる色素、防腐剤などによって誘発されることもあります。

成人ぜんそくには、このアスピリンぜんそくが多いという特徴があります。成人ぜんそくの5～10％を占め、特に30～40代の女性に多く見られます。鼻づまりが強く、嗅《きゅう》覚《かく》の異常を伴うなど、鼻の慢性疾患《しっかん》を合併し、重症化しやすい特徴があるために注意が必要です。

アスピリンぜんそくの症状が現れた場合は、自己判断での市販薬の使用はさけ、必ず医師に相談しましょう。

（足立　満）

Q27 逆流性食道炎がぜんそくを誘発するとは本当ですか？

胃の中にあるものが逆流し、さまざまな症状を起こす病気の総称を「胃食道逆流症」（GERD《ガード》）といい、質問にある「逆流性食道炎」もこの病気に含まれます。**逆流性食道炎とは、胃で消化される途中の食べ物や強い酸性の胃液が逆流することで、食道に炎症が起こり、胸の痛みや胸やけなど、さまざまな症状が生じる病気です。**もともと日本人には少ないといわれていましたが、近年になって食生活の変化などにより、患者さんが増えている傾向にあります。

この逆流性食道炎が刺激となってセキを誘発することがあり、セキをするときにおなかに力が入るため、胃の中のものが逆流しやすく、さらにセキを招くという悪循環に陥ってしまいます。『アレルギー総合ガイドライン』によれば、**胃食道逆流症の人はぜんそくの有病率が高く、逆にぜんそく患者も胃食道逆流症の有病率が高いとされ、両者が合併する可能性を指摘しています。**ただし、合併の機序（メカニズム）については不明であるとしています。

（足立　満）

Q28 ぜんそくの合併症にはどんなものがありますか？

ぜんそくは、気管支とつながっている肺、鼻の病気や、アレルギーに関係した病気と合併しやすく、**ぜんそくの症状を悪化させる誘因**にもなります。

●COPD《シーオーピーディー》（慢性閉塞《へいそく》性肺疾患《しっかん》）……主に長期間の喫煙が原因となって肺に炎症が起こり、息が吐き出しにくくなる病気です。ぜんそくとの合併は65歳以上の高齢者に多く見られ、合併するとぜんそくが悪化する頻度が高いことが報告されています。

●アレルギー性鼻炎……アレルゲンを吸い込むことで、くしゃみ、鼻水、鼻づまりなどが起こる病気です。ぜんそくの人の7～8割に合併があるといわれ、アレルギー性鼻炎が悪化するとぜんそくも悪化しますが、逆にしっかり治療をするとぜんそくの症状も改善することがわかっています。

●胃食道逆流症（GERD《ガード》）……胃の内容物が逆流する病気です。中高年の女性に多く、ぜんそくの人の45～71％に合併があるといわれ、合併によりぜんそくが重症化しやすいことが報告されています。GERDは胃酸を抑える薬でよくなります。

ほかに、**副鼻腔《ふくびくう》炎、中耳炎、結膜炎、慢性肺気腫《しゅ》、気胸**などがあります。（清益功浩）

Q 29 太っているとぜんそくになりやすいとは本当ですか？

近年の研究では、**ぜんそくを発症・悪化させる要因の一つとして「肥満」があげられています。**特に特定のアレルゲンを持たない非アトピー型のぜんそくは、肥満と関係が深いことがわかってきています。

人間は太ると、気道が圧迫されやすくなり、肺の空気の量が少なくなります。また、体内にたまった脂肪細胞が、炎症を起こすレプチンと呼ばれる物質を分泌《ぶんぴつ》し、量を増やすため、炎症を悪化させ、ひいては発作を起こしやすくするのです。

肥満度が高まれば高まるほど、ぜんそくの発症リスクは増し、症状も悪化させると覚えておきましょう。また、ぜんそくの治療中の場合、薬に対する反応も悪くなります。こうした傾向は特に女性に顕著に見られます。

ただし、逆にいうと、減量によりぜんそくを改善できると考えることもできます。ぜんそくの患者さんの中で体重の増加を気にされている人は、適度な運動や食事制限を行い、無理のない範囲で減量に取り組みましょう。

（松瀬厚人）

Q30 食物アレルギーとぜんそくは関係がありますか？

Q7で述べられているとおり、小児ぜんそくの90％は特定のアレルゲンを持つアトピー型のぜんそくです。ダニやホコリ、カビ、花粉などが代表的なものですが、ある特定の食品がアレルゲンとなる場合もあります。

卵や乳製品、小麦粉や大豆など、特定の食品によって引き起こされるアレルギー反応を「食物アレルギー」と呼びます。軽症であれば皮膚の赤みやかゆみといった症状ですが、重症になると息苦しさやセキ、「ゼーゼー」「ヒューヒュー」というぜん鳴を伴った呼吸器障害が起こり、呼吸困難など命にかかわるケースもあります。

食物アレルギーとぜんそくは、しばしば合併して起こっているケースが見られます。『アレルギー総合ガイドライン』では、食物アレルギーの存在がぜんそくの症状悪化のリスクを高める要因である可能性を指摘しています。

食物アレルギーによる症状を心配される人は、自己流の食事制限などは行わず、まずは医師に相談し、適切な指導を受けましょう。

（松瀬厚人）

Q31 うつ病などの心の病気でぜんそくが悪化することはありますか？

『アレルギー総合ガイドライン』は、うつ病をはじめとする心の病気とぜんそくとの関連について「ぜんそくは心理社会的影響を強く受ける疾患《しっかん》であり、逆にぜんそくそのものが患者の心理社会面に影響を及ぼすことが明らかにされている」と説明し、ぜんそくの患者さんは「心理社会的側面」と「身体的側面」が互いに影響を与え合っていることを指摘しています（心身相関）。それぞれの影響関係は以下のとおりです。

●心理社会的側面がぜんそくに及ぼす影響……うつ病、不安障害・パニック障害などの合併は、ぜんそくの発症頻度や入院治療を要する割合を高める。

●ぜんそくの身体的側面が心理社会的側面に及ぼす影響……ぜんそくの患者さんのQOL（生活の質）調査では、抑うつ、不安の有症率がそれぞれ19・4％、23・5％と対照群の7・7％、10・2％に比べて高率である。

心の病気がぜんそくを悪化させることも、ぜんそくが心の病気を悪化させることもあります。身体的な治療だけでなく、心のケアも心がけましょう。

（松瀬厚人）

Q 32 妊娠するとぜんそくが悪化することはありますか？

『アレルギー総合ガイドライン』では、妊娠とぜんそくの関係について、「妊娠・出産可能な女性にぜんそくが増加傾向にあり、ぜんそくは妊娠に合併する最も高い呼吸器疾患《しっかん》である」と記しています。

また、同ガイドラインでは、**妊娠中の患者さんの約20％にぜんそくの症状悪化が生じる**とも指摘しています。妊娠中は肺が圧迫され、呼吸機能が低下するため、**妊娠をきっかけにぜんそくの症状が変化する可能性がある**ということです。ただし、治療と自己管理に継続して取り組み、ぜんそくの症状を適切にコントロールしておけば、多くの場合で問題がないことも報告されています。

ぜんそくの患者さんで近い将来に妊娠を希望する人は、ぜんそくの症状をいい状態に安定させておくことがベストです。

なお、妊娠中のぜんそく治療において、薬の使用に不安がある場合は、医師にそのことを伝え、注意点などを確認しておきましょう（Q61を参照）。

（松瀬厚人）

第3章

ぜんそくの検査・診察についての疑問 11

Q33 セキの症状が長引いたら、どの診療科を受診すればいいですか？

長引くセキの症状がある人は、呼吸器科またはアレルギー科を受診してください。通いやすい場所に呼吸器科やアレルギー科がない場合は、内科を受診します。

一見、ぜんそくとはわかりにくい症状のために、ほかの科を受診している人がまだ多く見られます。気道の炎症による「胸の違和感や痛み、息苦しさ」を心臓の症状と誤解して循環器科を受診したり、「セキや息苦しさで眠れない」のを、睡眠障害と混同して精神科・心療内科を受診したりするケースです。

セキや呼吸の困りごとは呼吸器科が基本ですが、典型的な症状がない場合は、患者さん自身で受ける診療科を判断するのは難しいものです。大学病院、総合病院などの診療科が細分化されている大きな医療機関の多くは、「総合診療科」を設けています。総合診療科では、臓器・疾患《しっかん》に特定せず多角的に診療を行い、必要に応じて受けるべき診療科を判断し、引き継いでくれます。また、予約のさいや総合受付で症状を伝えれば、受けるべき診療科を案内してもらえます。

（松瀬厚人）

Q 34

子供が小児科でぜんそくと診断されましたが、内科や呼吸器科を受診するべきですか？

子供のぜんそくは、小児科で治療を受けることがほとんどです。内科や呼吸器科を新たに受診する必要はないでしょう。

小児ぜんそくは、１～２歳前後をピークとして、６歳までに８～９割ほどが発症し、年齢が上がるごとに有病率が下がっていく傾向にあり、６歳未満でぜんそくを発症した小児の５～７割が、思春期までに寛解《かんかい》（完治とまではいえないが、症状が治まって穏やかである状態）するといわれています。症状が長引いた場合は、原則として大人と同じ薬の量を処方できるようになる**15歳を目安に、小児科から内科や呼吸器科へ移るかどうかを検討します。**このころになると、幼児にまじって小児科に通うのを本人が嫌がる場合も多いようです。ここで気をつけたいのは、本人の意思を尊重すること。本人の了解がないままに勝手に決めてしまうと、思春期特有の難しさもあり、治療と向き合わなくなるなどの問題が起こります。診療科を替える場合は、本人と家族、主治医がよく話し合って決めるようにしてください。

（松瀬厚人）

Q 35 診療のとき、医師に何をどう伝えればいいですか？

問診で医師に伝えるポイント

症状	症状や困っていることは丁寧に伝える。痛みや違和感などの一見ぜんそくとは関係なさそうな症状も忘れずに
いつごろから症状が出たか	何日前、何週間前、何ヵ月前から
どんなときに症状が出るか	夜間、睡眠中、運動時、会話中など
どのような症状が出るか	セキ、ぜん鳴、たん、息苦しさなど
発作症状の強さ	苦しいが普通に話せる、歩くと苦しい、苦しくて横になれないなど
発作の出る頻度	毎日、１週間に何回、月に何回
夜間、睡眠の状態	夜になるとセキが出る、セキ込んで目が覚める、息苦しくよく眠れないなど
悪くなるきっかけがあるか	季節、寒暖差、煙、ストレスなど

体調・既往歴	今までにかかった病気だけでなく、現在の体調をきちんと振り返ることが大切。妊娠中、授乳中の場合は忘れずに伝える
アレルギーがあるか	食物や薬アレルギー、花粉症、アトピー性皮膚炎など
カゼを引きやすいか	カゼを引いたときにセキが出やすいか
過去にかかった病気	子供のころの病歴も
現在、治療中の病気	使用している薬の種類や量も伝える
家族の既往歴	家族に呼吸器の疾患があるか

生活・環境	発作の誘因や悪化要因を知るために大切な項目。仕事や学業に支障がある場合は必ず伝える
ペットを飼っているか	ペットの種類、飼っている場所（屋内外）
部屋の環境	畳、カーペット、ソファーの有無など
喫煙しているか	周囲に喫煙者がいるかなども

ぜんそくには、診断の決め手となる検査や数値がありません。いくつかの検査の結果や診察から総合的に判断します。ぜんそくは、夜間に症状が出やすく、診察時には何も症状がないことが多いものです。そのため、問診では症状をはじめ、日ごろの生活のようすや習慣などを含めて自分の状態をなるべくくわしく医師に伝えることが大切です。上の表を参考に、要点を整理したメモを持参するといいでしょう。

（松瀬厚人）

Q36 診療の流れについて教えてください。

長引くセキなどでぜんそくが疑われる場合には、呼吸器内科、またはアレルギー科を受診してください。診察では最初に、症状や生活環境などについての問診が行われます。セキの出る状況や、発作の強さなどの症状のほか、既往歴、家族歴、アレルギーの有無、生活環境などを問われます。ぜんそくの症状の特徴は、①息苦しさ、②ゼーゼーする（ぜん鳴がある）、③セキが出る――ですが、この典型的な3大特徴がそろっていない場合も多くあるため、診断では問診といくつかの検査によって総合的に判断します。長引くセキだけが症状の場合などには「胸部X線撮影」で、肺をレントゲン撮影して、ぜんそく以外の病気がないかを確認します（次ページの表を参照）。

ぜんそくの確定診断（ほかの病気との鑑別）と、重症度の判定のためには、必要に応じてアレルギー体質の有無を調べるための検査、気道の炎症を調べるための検査、気道が狭くなっているかどうかを調べる検査などの実施が検討されます。

こうした検査などによってぜんそくと診断されたら、重症度によって薬物治療と環境整備指導を中心にした治療プランを立てていきます。

（清益功浩）

長引くセキの診断の流れ

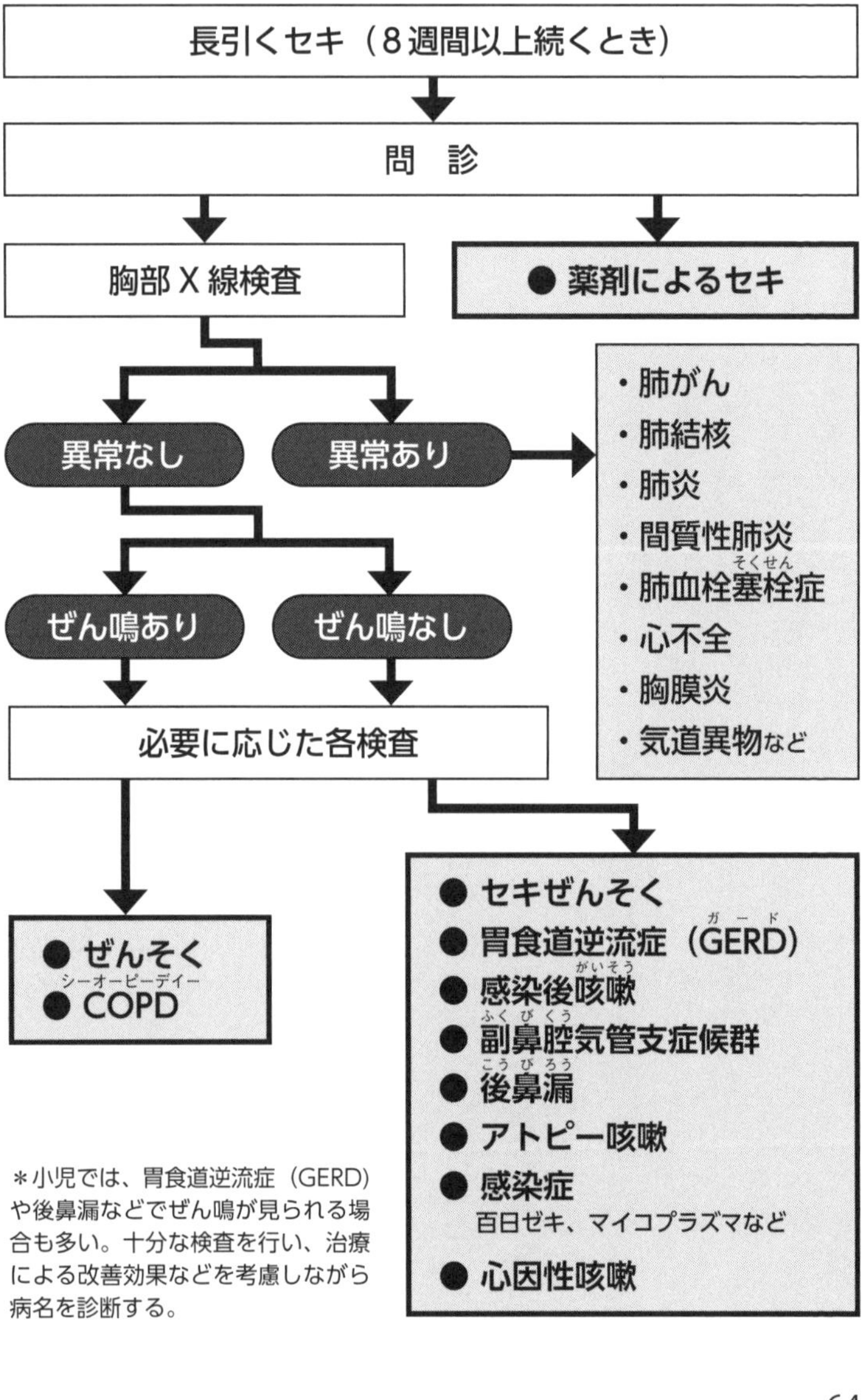

＊小児では、胃食道逆流症（GERD）や後鼻漏などでぜん鳴が見られる場合も多い。十分な検査を行い、治療による改善効果などを考慮しながら病名を診断する。

Q37 ぜんそくではどんな検査を行いますか？

問診が終わった後は、いくつかの検査を行い、ぜんそくかどうかを判断します。

●**呼吸機能検査**……スパイロメーターという測定器具を使って気道の挟まり具合を調べ、ぜんそくの重症度の判定などに役立てます（Q38を参照）。

●**気道過敏性テスト**……アセチルコリンやヒスタミンなど、気道を収縮させる作用のある物質を、濃度を変えながら吸入してもらい、反応を調べます。薄い濃度で反応するほど、気道の過敏性が高いと考えられます。

●**ほかの病気との鑑別**……ぜんそくと似た症状のほかの病気ではないかを調べます。高齢者では特に、COPD《シーオーピーディー》（慢性閉塞《へいそく》性肺疾患《しつかん》）や結核、がんとの鑑別が重要になります。

●**アレルギー検査**……血液検査や皮膚反応テストなどを行い、アレルゲンが何かを調べます（Q39を参照）。

●**呼気一酸化窒素《ちつそ》濃度の測定**……吐いた息に含まれる一酸化窒素（NO《エヌオー》）の濃度を測定し、気道の炎症状態を調べます。呼気中の一酸化窒素の濃度が高いほど、気道が炎症を起こしていると考えられます。

（足立　満）

Q 38 呼吸機能検査は何を調べる検査ですか？

呼吸機能検査の結果を表したフローボリューム曲線

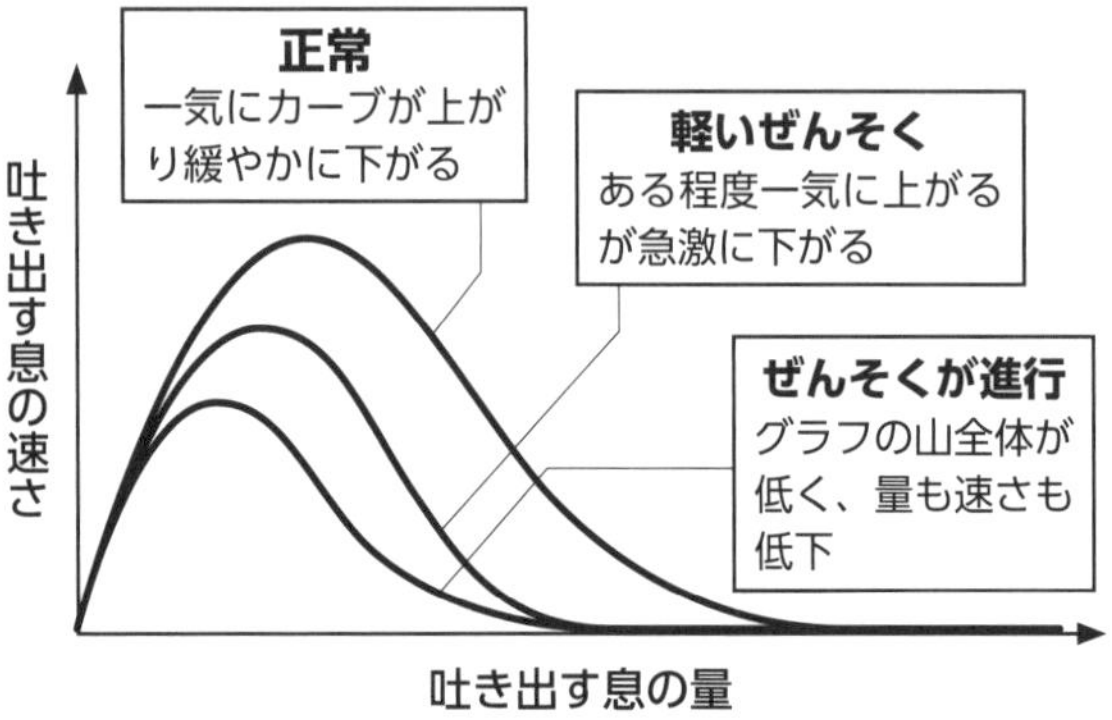

「呼吸機能検査」は、肺の容量や、息を吐くスピードから呼吸の機能を診《み》るための検査です。検査方法は、鼻をクリップでふさぎ、測定装置（「スパイロメーター」）につながっているマウスピースをくわえ、思い切り息を吐き出します。思い切り息を吸い込んだ後、吐き出す息の量を「肺活量」、思い切り息を吸い込んだ後、できるだけ速く息を吐き出したときの息の量を「努力肺活量（ＦＶＣ）」と呼びます。ＦＶＣの結果から、最初の１秒間で吐き出した息の量「１秒量」と、１秒量がＦＶＣの何％に当たるかを示す数値「１秒率」を割り出します（Ｑ92を参照）。グラフ化すると特徴的な曲線が出るため、病気の有無、種類、重症度が推測できます。

（松瀬厚人）

Q39 アレルギー検査ではどんなことをするのですか？

ぜんそくには、アレルギーがかかわっていることが多いため、多くの場合、アレルギー検査が行われます。アレルゲンを特定するための検査は主に二つです。

●血液検査……血液に含まれる、アレルギーにかかわる物質「ＩｇＥ抗体」のタイプを調べます。特異的ＩｇＥ抗体は、反応する相手が決まっているため、アレルゲンを特定することができます。

●皮膚反応テスト……皮膚にダニなどのエキスをつけ、ほんの少し皮膚を傷つけて反応を見ます。はれたりかゆみが出たりしたら、アレルゲンであることがわかります。

ぜんそくは診断が難しい病気の一つです。呼吸器の症状があって、アレルギー検査で陽性になったとしても、ぜんそくの決め手になるわけではありません。そこで、似た症状の病気と鑑別するために、炎症の有無を調べる検査をあわせて行うことがあります。ぜんそくによる炎症があると増える「好酸球（白血球の一種）」の量をたんを取って調べる「喀《かく》たん検査」や、気道に炎症があると吐く息に「一酸化窒素《ちつそ》（ＮＯ《エヌオー》）」が多く含まれるため、吐く息を調べる「呼気ＮＯ検査」などがあります。（松瀬厚人）

Q40 ぜんそくをうまくコントロールできているか医師に伝えるにはどうしたらいいですか？

Q71で紹介する「ぜんそく日記」とともに、ぜんそくの現在のコントロール状態と重症度を把握するために世界的に広く使われているのが、左㌻の「**ぜんそくコントロールテスト（ACT）**」です。

ぜんそくコントロールテストは、五つの質問に答えて合計点数を出すだけで、直近4週間での自分のぜんそくのコントロール状態を判定することができるという優れものです。非常に簡単で手軽にできるテストながら信頼性は高く、世界50ヵ国以上で使用されています。

25点満点となっており、満点ならぜんそくは完全にコントロールできている状態、20～24点の場合はあと一歩という順調な状態、20点未満はコントロール不十分な状態とそれぞれ分けられています。

医療機関での受診のさいは、事前にこのテストをすませておいて、医師にその結果を伝えてみてください。

（足立　満）

ぜんそくコントロールテスト（ACT）

STEP1 質問１～５について該当する点数を丸で囲み、その数字を右の点数欄に記入してください。ぜんそくの症状の現状について担当医師に相談するさいに役立ちます。

質問１ この４週間に、ぜんそくのせいで職場や家庭で思うように仕事がはかどらなかったことは、時間的にどの程度ありましたか？

① いつも	② かなり	③ いくぶん	④ 少し	⑤ 全くない	点

質問２ この４週間に、どのくらい息切れしましたか？

① １日に２回以上	② １日に１回	③ １週間に３～６回	④ １週間に１、２回	⑤ 全くない	点

質問３ この４週間に、ぜんそくの症状（ゼイゼイする、セキ、息切れ、胸が苦しい・痛い）のせいで夜中に目が覚めたり、いつもより朝早く目が覚めてしまうことがどのくらいありましたか？

① １週間に４回以上	② １週間に２、３回	③ １週間に１回	④ １、２回	⑤ 全くない	点

質問４ この４週間に、発作止めの吸入薬（サルブタモールなど）をどのくらい使いましたか？

① １日に３回以上	② １日に１、２回	③ １週間に数回	④ １週間に１回以下	⑤ 全くない	点

質問５ この４週間に、自分自身のぜんそくをどの程度コントロールできたと思いますか？

① 全くできなかった	② あまりできなかった	③ まあまあできた	④ 十分できた	⑤ 完全にできた	点

STEP2 各項目の点数を足してあなたの総合点を出してください。　　点

STEP3 総合点からあなたのぜんそく状態を確認しましょう。

25点（満点）	20点から24点	20点未満
好調です。このまま続けましょう！	順調です。あと一息。	まだまだです。もっとよくなります。
あなたのぜんそくは、完全な状態（トータルコントロール）です。全く症状がなく、ぜんそくによる日常生活への支障はありません。この調子で治療を続けましょう。	あなたのぜんそくは良好な状態（ウェルコントロール）ですが、完全な状態（トータルコントロール）ではありません。担当医師のアドバイスにより治療を継続し、トータルコントロールをめざしましょう。	あなたのぜんそくは、コントロールされていない状態です。あなたのぜんそく状態を改善するために、担当医師と治療方法をよく相談しましょう。

Q41 ぜんそくの専門外来はありますか？

専門外来とは、具体的な病状を名称に掲げる外来のことですが、診療科が細分化している大学病院や総合病院でも、ぜんそくの患者さんを担当する診療科は、「呼吸器内科」が基本になります。呼吸器内科の中に、ぜんそくを専門とするチームや医師がいて、「ぜんそく外来」などとして、ぜんそくの患者さんを診察する曜日・時間を、特別に設けている医療機関もあります。

ぜんそくは、呼吸器にかんする病気ですが、アレルギーがかかわっていることが多いため、**アレルギー科も選択肢の一つ**です。小さな子供の場合は、まず小児科を検討するのがいいでしょう。

ぜんそくの治療は、発作がないときでも気道の炎症を抑えるための治療を長期間続けていく必要があるため、適切な治療とともに、日常生活の注意点、発作時の対処法などについて、日ごろから相談できる、なるべく通いやすい場所にかかりつけ医を持つことはとても大切です。近くのぜんそくの専門医が在籍している医療機関を探すには、Q42で紹介する学会のホームページも参考にしてください。

（清益功浩）

Q42 ぜんそくに熟練した医師を探すにはどうすればいいですか？

ぜんそくの専門医を探すには、専門医と、専門医や指導医のいる医療機関を認定している学会のホームページが参考になると思います。学会が認定する専門医とは、専門的な知識を持ち、毎日たくさんの患者さんを診察し、診療経験年数、論文発表などの一定の条件を満たしたうえで、筆記試験に合格した医師です。

●一般社団法人日本呼吸器学会【https://www.jrs.or.jp】トップページから「一般の方へ」→「専門医一覧」→都道府県を選ぶと該当地域の専門医の一覧が見られます。

●一般社団法人日本アレルギー学会【https://www.jsaweb.jp】トップページから「一般の皆さま」→「専門医をさがしたい」→「都道府県」「内科」（小児の場合は「小児科」）を選択後、検索すると専門医の一覧が見られます。

なお、ホームページの仕様は変更されることがあります。

学会のホームページは定期的に更新されていますが、医師の移動は頻繁にあります。事前に医療機関に問い合わせをしてから受診することをおすすめします。（清益功浩）

Q43 ずっと調子がいいので通院しなくてもいいですか？

一昔前まで、ぜんそくの治療は発作を鎮める治療が中心でした。しかし、その後の研究により、発作のないときに治療を中断して放っておくと、発作が起きたときに症状が重くなり、より悪い状態になることがわかってきました。

ぜんそくの大もとは、気道の粘膜が慢性的に炎症を起こしていることです。自覚症状がなくても炎症は続いていて、敏感な状態になっています。発作が起きたときだけ薬を使って、毎日の治療を怠っていると、気道はますます敏感になり、なんらかのちょっとした刺激でも気道が強く収縮し、発作が起こります。これをくり返すうちに、発作の頻度、程度が増していくだけでなく、**気道内の粘膜や筋肉が徐々に硬く厚くなり、内部が狭くなっていきます。この変化を「リモデリング」といいます。**気道のリモデリングが進むと、発作が治まっても気道の中は狭いままで、息苦しさが解消せず、「いつも苦しい」「ちょっとした動作もつらい」といった状態に陥ります。

ぜんそくの発作と炎症の悪循環を断ち切り、リモデリングを防ぐためには、発作がない調子のいいときこそ、しっかりと治療を行うことが大切なのです。（松瀬厚人）

第4章

ぜんそくの薬と治療法についての疑問26

Q44 ぜんそくではどのような治療を行いますか？

ぜんそくの治療（長期管理）は、①症状のコントロール（発作やぜんそく症状がない状態を保つこと）、②将来のリスク回避――の2点に集約されます。気道炎症の原因となる危険因子を回避・除去し、薬物治療による気道炎症の抑制と十分な気道拡張（可能なかぎり正常に近い呼吸機能）を達成することを目標とします。

薬物療法では、患者さんの重症度に合わせて治療方針（薬の種類や量）を決め、空気の通り道である気道の炎症を鎮めるための薬「長期管理薬」（Q47を参照）と、呼吸が苦しくなったときにだけ使う薬「発作治療薬」（Q48を参照）を用いて、ぜんそく症状をコントロールしていきます。

薬物療法と並行して大切なのが、「生活改善」です。ぜんそくの発作の誘因は生活の中に潜んでいます。体力の低下やストレスなど、体の状態の影響を強く受けるので、患者さん自身が主体的に自己管理をしていくことが重要なのです。医師や看護師などとチームになって薬物治療を進めながら、悪化原因を回避するための環境整備を進めていきます。

（松瀬厚人）

Q45 ぜんそくの治療の流れを教えてください。

ぜんそくと診断されたら、患者さんの重症度（Q13を参照）によって治療方針を決定します。使う薬の種類や量は、『アレルギー総合ガイドライン』による基準があり、このステップに合わせた「発作予防薬（長期管理薬）」と「発作治療薬」が処方されます。基本的にはステップが進むほど薬の種類が多くなり、使う量も増えます。

ぜんそくの治療では、一度決めた薬の使い方がずっと続くわけではありません。**１ヵ月に１度を目途に、治療の効果をチェックして薬の量や使用回数を見直し症状に合わせて調整していきます。**この判断のためにも、診察のさいに、発作の程度などの症状をなるべくくわしく伝えることが大切です。症状の悪い時期はこまめに受診することが必要ですが、よくなれば受診の間隔をあけることができます。症状によって医師が判断し、次の診察の日程を決めるのが一般的ですが、調子の悪いときは予約日前でもためらわずに受診してください。また、調子がよくても診察をキャンセルせず、「調子がいい」ことを伝えに行きましょう。症状の治まっている状態においても発作を予防、コントロールするための治療を継続することが重要です。

（松瀬厚人）

ぜんそくの薬物治療のステップ

薬の量・薬の強さ（多い・強い ↑ ↓ 少ない・弱い）

症状・発作の程度と頻度（多い・重い ↑ ↓ 少ない・軽い）

ステップ	治療内容
ステップ4	**発作予防薬（長期管理薬）** 吸入ステロイド薬（高用量）／症状によって、抗アレルギー薬 **★上記に下記の複数を併用** 長時間作用性β2刺激薬／ロイコトリエン受容体拮抗薬／テオフィリン徐放製剤／長期間作用性抗コリン薬／抗IL-4Rα抗体製剤／抗IgE抗体製剤／抗IL-5抗体製剤／経口ステロイド薬など
	発作治療薬
	短時間作用性β2刺激薬
ステップ3	**発作予防薬（長期管理薬）** 吸入ステロイド薬（中〜高用量）／症状によって、抗アレルギー薬 **★上記に下記のいずれか1剤、あるいは複数を併用** 長時間作用性β2刺激薬／長期間作用性抗コリン薬／ロイコトリエン受容体拮抗薬／テオフィリン徐放製剤／抗IL-4Rα抗体製剤
	発作治療薬
	短時間作用性β2刺激薬
ステップ2	**発作予防薬（長期管理薬）** 吸入ステロイド薬（低〜中用量）／症状によって、抗アレルギー薬 **★上記で不十分な場合、下記のいずれか1剤を併用** 長時間作用性β2刺激薬／長期間作用性抗コリン薬／ロイコトリエン受容体拮抗薬
	発作治療薬
	短時間作用性β2刺激薬
ステップ1	**発作予防薬（長期管理薬）** 吸入ステロイド薬（低用量）／症状によって、抗アレルギー薬
	発作治療薬
	短時間作用性β2刺激薬
	★ごく軽い症状がまれにしか起こらない場合（1ヵ月に1回未満）は、発作治療薬だけが処方されることもある

重症持続型 ステップ3〜4の治療

中等症持続型 ステップ2〜3の治療

軽症持続型 ステップ2の治療

軽症間欠型 ステップ1の治療

※『アレルギー総合ガイドライン』より改変

Q46 ぜんそくの薬物療法とはどのようなものですか？

現在、ぜんそく治療の現場において、その中心となっているのが薬物療法です。**薬物療法は、日々、進化を続けており、ほとんどのぜんそくの症状をコントロールできるようになりました。**

ぜんそくの治療薬は、目的に合わせて、大きく以下の二つに分けられます。

①**「長期管理薬」**（Q47を参照）……気道の慢性的な炎症を鎮め、発作を起こさないようにするための薬。「コントローラー」とも呼ばれる。

②**「発作治療薬」**（Q48を参照）……発作が起こったときにのみ、発作をいち早く鎮めるための薬。「リリーバー」とも呼ばれる。

「薬」「薬物」と聞いただけで苦手意識を持ったり、抵抗を感じたりする患者さんも多いと思いますが、薬は正しく使用すれば頼もしい味方です。**現時点では薬物療法を行うことが発作を未然に防ぐためのベストな方法といえます。**薬を遠ざけて、ぜんそくの症状を悪化させてしまわないためにも、正しい薬の知識を身につけて、治療に取り組みましょう。

（足立　満）

Q47 毎日使用する「長期管理薬」とはどんな薬ですか？

「長期管理薬」は慢性化した気道の炎症を抑えて発作を減らす、または発作自体を軽くするための薬です。発作の有無にかかわらず、長期管理薬を規則正しく使用しながら、気道の状態をよく保つことで、薬の量や種類を減らすことができます。

長期管理薬は、「吸入ステロイド薬」が基本です。ただし、軽症持続型（Ｑ45の表を参照）以上の重症度の場合は、気管支拡張薬（気管支を広げて呼吸をらくにする作用のある薬）である「長時間作用性β《ベータ》2刺激薬」と吸入ステロイド薬との配合剤が主流となっています。さらに気管支拡張薬である長時間作用性抗コリン薬を加える場合もあります。また、症状に合わせて抗アレルギー薬なども使用します。

これらの薬を用いても症状のコントロールがうまくできていない場合や、重症の場合は、経口ステロイド薬や抗ＩｇＥ抗体製剤、そして抗ＩＬ－５抗体製剤などの生物学的製剤を併用します。長期管理薬の種類とそれぞれの特徴については、左ページの表のとおりです。

（足立　満）

長期管理薬の種類と特徴一覧

薬名	種類	主な特徴
吸入ステロイド薬 (ICS)	抗炎症薬	⇒治療の基本となっている。 ⇒強力な抗炎症作用で気道の炎症を改善し、過敏性を抑制する。 ⇒ぜんそくの症状を根本から改善する。
長時間作用性 β2刺激薬 (LABA)	気管支拡張薬	⇒吸入ステロイドと併用して使用される。 ⇒吸入薬、貼付薬、経口薬など各種ある。 ⇒貼付薬ではホクナリンテープがよく用いられる。
吸入ステロイド薬 (ICS) ・ 長時間作用性 β2刺激薬 (LABA) 配合剤	抗炎症薬・ 気管支拡張薬 配合剤	⇒吸入ステロイド薬に、気道を広げる効果がある長時間作用性β2刺激薬を配合。 ⇒吸入ステロイド薬の抗炎症効果を強める働きがある。 ⇒軽症持続型以下では治療の主流となっている。
長時間作用性 抗コリン薬 (LAMA)	気管支拡張薬	⇒配合剤を使ってもコントロールが十分でない場合に配合剤と併用して使用。*
ロイコトリエン 受容体拮抗薬	抗アレルギー薬	⇒気管支拡張作用と抗炎症作用がある。 ⇒鼻炎合併の患者さんにも効果がある。
テオフィリン 徐放製剤	気管支拡張薬	⇒気管支拡張作用と抗炎症作用がある。 ⇒気道を広げる作用は長時間作用性β2刺激薬より弱いが、作用時間が長く夜間の症状のコントロールに有用。

＊近年、LAMAも入った3剤の配合剤が登場している

Q 48

発作時に使用する「発作治療薬」とはどんな薬ですか？

別名「リリーバー」ともいわれる「発作治療薬」は、発作が起こったとき、あるいは起こりそうなときにのみ限定的に用いる薬です。

発作治療薬は、気管支拡張薬の一つである「短時間作用性β《ベータ》2刺激薬」が主流です。また、炎症を抑える働きのある経口ステロイド薬を使用することもあります。

気管支拡張薬の中で最もよく使われるのがβ2刺激薬ですが、同じβ2刺激薬でも、効きめがゆっくり現れて長く続く「予防用」である長時間作用性β2刺激薬に対して、短時間作用性β2刺激薬は、発作が起こったときにすぐに効く「発作止め用」であるという違いがあります。

β2刺激薬は、自覚症状を改善しますが、ぜんそくそのものを治す薬ではありません。特に短時間作用性β2刺激薬は、使用するとすぐに呼吸がらくになることから、ともすれば使いすぎに陥る危険性があります。決められた量や回数を超えて使用すると、動悸《どうき》、手の震え、頻脈などの副作用が強く現れるため注意が必要です。

発作治療薬の種類と特徴一覧

薬名	種類	主な特徴
短時間作用性β2刺激薬	気管支拡張薬	⇒治療の基本となっている。 ⇒気道を広げる強力な作用があり、呼吸機能を改善する。 ⇒即効性がある。
経口ステロイド薬	抗炎症薬	⇒気道の炎症を強力な作用で鎮め、発作を抑制する。
吸入ステロイド薬(ICS)・長時間作用性β2刺激薬(LABA)配合剤	抗炎症薬・気管支拡張薬配合剤	⇒長期管理薬でもあるシムビコートは、長期管理薬としてだけでなく、発作の前兆などの有症状時（発作時）にも使用することができる。

薬というものは、それぞれに役割分担があります。野球で例えてみれば、吸入ステロイド薬は先発ピッチャー。長時間作用性β2刺激薬や抗アレルギー薬の一つであるロイコトリエン受容体拮抗《きっこう》薬は、ピッチャーの能力を引き出すキャッチャー。そして、発作治療薬はリリーフピッチャーのような役割です。

吸入ステロイド薬が試合の最後まで投げ切ることができれば、それに越したことはありません。発作治療薬を使用する機会が少なくなるように、長期管理薬でしっかり症状をコントロールすることが大事です。発作治療薬の種類とそれぞれの特徴については、上の表のとおりです。

（足立　満）

Q49 「吸入ステロイド」には副作用がありますか？

ステロイドは副作用が怖いというイメージを持っている人が多いのですが、**吸入ステロイドは副作用の少ない薬剤です。**その第一の理由は、薬の量が少ないこと。経口ステロイド薬の1回使用量がミリグラム単位であるのに対して、効かせたい部位に直接薬を届ける吸入ステロイド薬の1回使用量は、その1000分の1であるマイクログラム単位です。さらに、胃腸などの消化器を経由しないので、全身に及ぶ強い副作用が出ることはありません。

吸入ステロイド薬の副作用は、口の中に出ることがあります。吸入後、口の中に残った薬が粘膜に作用して、「声がかれる」「口の中やのどに違和感が出る」「口内炎ができる」「口腔《こうくう》カンジダ症になる」などの症状が現れることがあります。

口の中やのどに薬が残るのを防ぐために、吸入後にうがいを行います（Q50を参照）。食前の吸入を習慣にすると、うがいの効果に加えて口の中に残った微細な薬を食べ物といっしょに飲み込むので、口の中に薬が残りません。薬は胃腸に入りますが、ごくわずかなので心配は無用です。食後にもうがいと歯磨きをしましょう。

（松瀬厚人）

Q50 吸入ステロイド薬の吸入器のタイプと長所・短所について教えてください。

吸入ステロイド薬を使用するための吸入器にはいくつか種類があり、吸入を補助するための器具もあります。吸入薬は、正しく吸入することで初めて本来の効果を発揮します。**正しい吸入方法を習得するとともに、自分に合った吸入器を使うことが重要です。**

それぞれの特徴を知り、扱いやすさや使用回数なども考慮して、医師に相談のうえ、自分に合ったタイプを選んでください（次ページの表を参照）。

多く使われているのは、使い勝手のいい「ドライパウダー」ですが、粉の薬を吸い込むためにむせやすく、口の中に薬が残ってしまう場合が多いのが難点です。吸入後は、うがいをしてください。

（松瀬厚人）

吸入後にはうがいをしよう

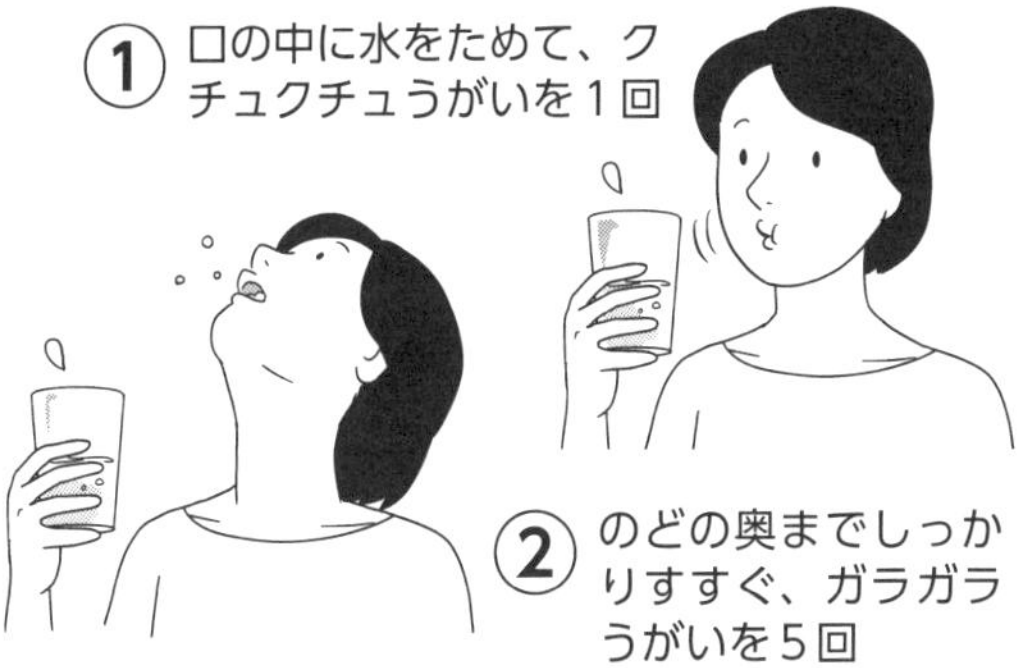
①口の中に水をためて、クチュクチュうがいを１回
②のどの奥までしっかりすすぐ、ガラガラうがいを５回

吸入器のタイプと長所・短所

	ネブライザー	ドライパウダー	エアゾール	エアゾール ＋ スペーサー*
特徴	薬を霧状にして吸い込む 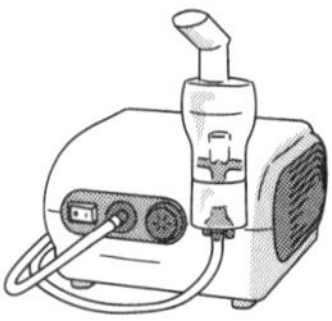	粉状の薬を勢いよく吸い込む 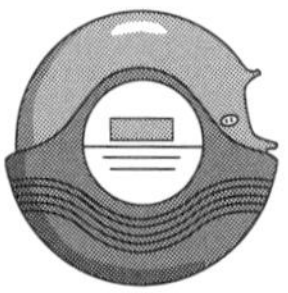	ボンベから噴射剤と薬がいっしょに噴射されるので、タイミングを合わせて吸い込む 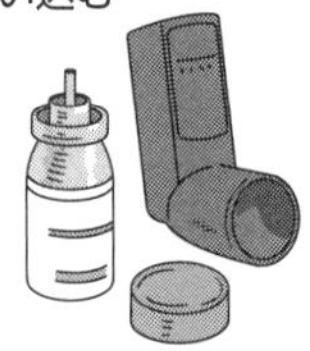	エアゾールをうまく扱えないときに用いる補助器 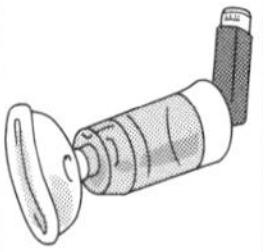
長所	●自分のペースで吸入できるので、失敗が少ない ●薬の量の調節が容易 ●息を吸う力が弱くても、ゆっくり薬を吸い込める	●吸うタイミングを自分で決められる ●薬以外のガス（噴射剤）を吸い込まずにすむ ●携帯に便利	●噴射に勢いがあるので、発作時など息がしっかり吸い込めないときでも吸入しやすい ●携帯に便利	●ゆっくり自分のペースで吸入できる ●口の中に薬が残りにくい
短所	●器具が高価 ●器具がかさばる ●吸入に時間がかかる ●電源が必要なため、持ち歩きができない場合が多い	●口の中に薬が残りやすい ●正しく扱えない子供や、息を吸う力が弱い高齢者には使いづらい ●薬の量の微調節が不可能	●噴射と吸うタイミングを合わせるのが難しい ●噴射の勢いでむせやすい ●口の中に薬が残りやすい ●薬の量の微調節が不可能	●器具を洗うなどの手入れが必要 ●スペーサーの中に薬が残りやすい ●薬の量の微調節が不可能
向く人　大人	◎	○	○	○
向く人　子供	◎	△	△	○
向く人　乳幼児	◎	×	×	○

＊スペーサーにはマスクタイプとマウスピースタイプがある。

Q51 吸入器の使い方をタイプ別に教えてください。

吸入ステロイド薬はぜんそく治療の強い味方ですが、吸入器の使い方が難しいという声も少なくありません。適切な量を気道や肺に届けるために、吸入器の正しい使い方をマスターしましょう。

（松瀬厚人）

ドライパウダーの使い方

① **軽く息を吐き出す** 息を吐きすぎると、苦しくなって焦ってしまうので、軽く吐くようにする。薬の吸入口に息をかけないように注意。

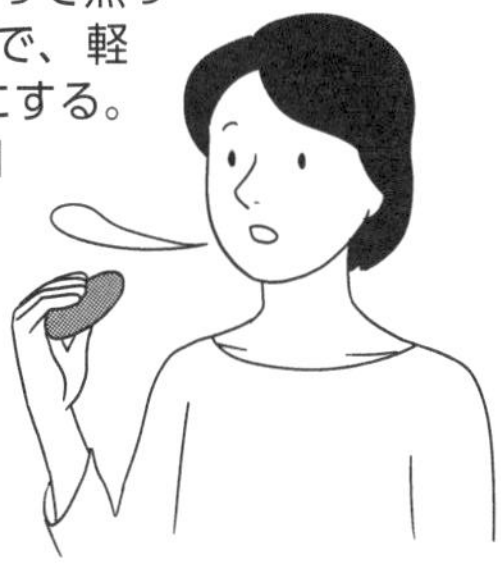

② **吸入口をくわえ、速く深く吸い込む** 吸い込むスピードが遅いと薬が奥まで届かない。強くしっかり吸い込むようにする。

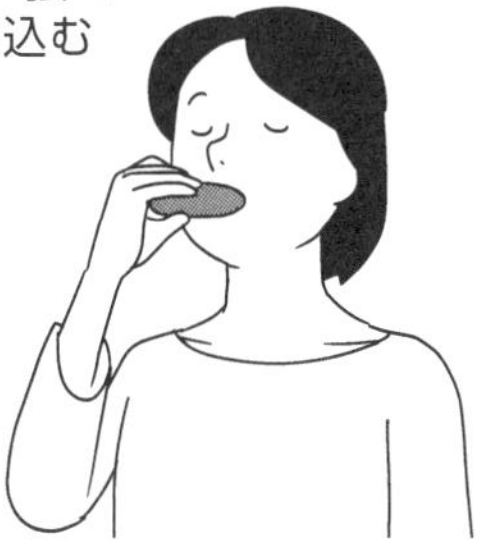

③ **そのまま10秒間息を止める**

④ **鼻からゆっくり息を吐き出す**

⑤ **うがいをする**

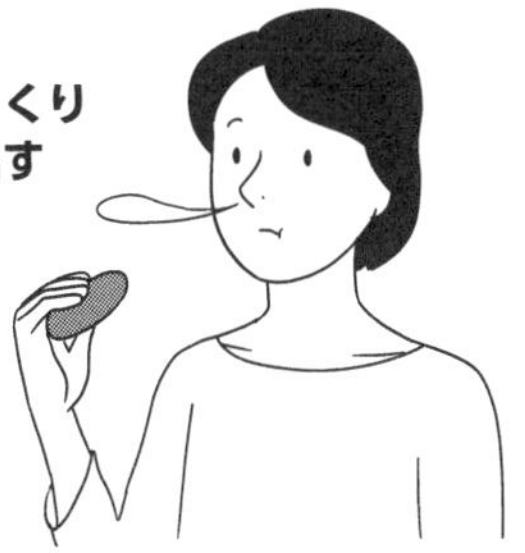

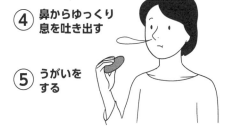

スペーサーの使い方

① **スペーサーに薬を噴射する** 器具をよく振って中の薬をよくまぜ、吸入口にスペーサーを取りつけて薬を噴射する。

② **スペーサーの吸入口をくわえ、薬をゆっくり吸い込む**

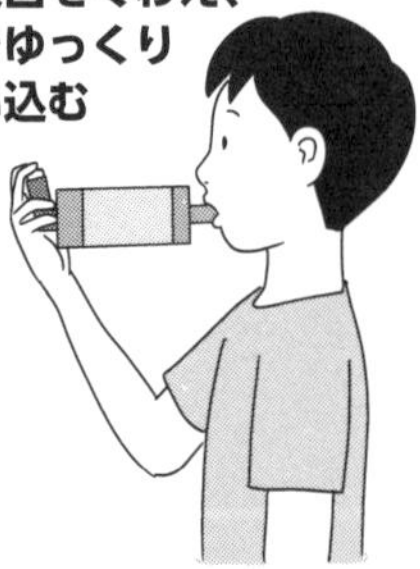

③ **息を止めた後、鼻から吐く** 10秒ほど息を止め、ゆっくり鼻から息を吐き出す。

④ **うがいをする**

ネブライザーの使い方

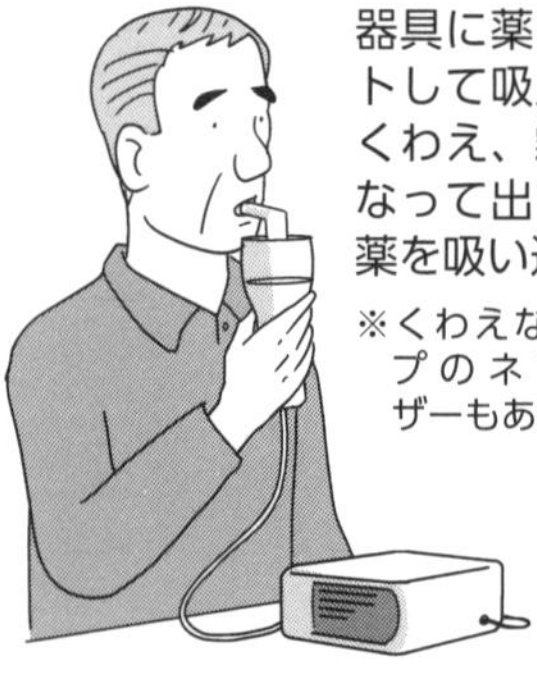

器具に薬をセットして吸入口をくわえ、霧状になって出てくる薬を吸い込む。

※くわえないタイプのネブライザーもある。

エアゾールの使い方

① **薬をよく振る** 器具を振って中の薬をよくまぜる。

② **軽く息を吐き出す** 苦しくなるまで吐かないように注意。

③ **吸い込む** 吸い込み方は2通り。やりやすいほうを選ぶ。

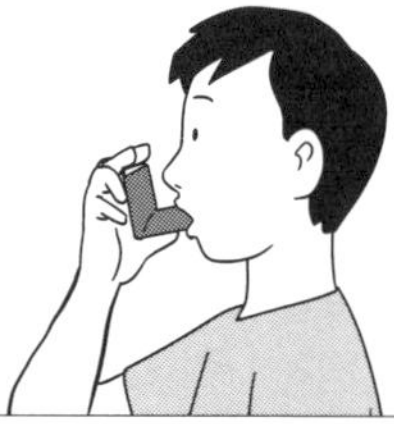

くわえて吸い込む

吸入口をくわえ、ボンベの底を押すと同時に、2～3秒かけて息を吸い込む。

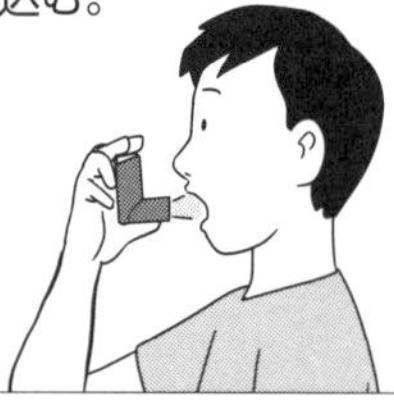

離して吸い込む

吸入器を口から4センチほど離して持ち、口を大きくあけて舌を押し下げ、息をゆっくり吸い込みながらボンベの底を押す。

④ **そのまま10秒間息を止める**

⑤ **鼻からゆっくり息を吐き出す**

⑥ **うがいをする**

Q52
「シムビコート」や「レルベア」など配合剤の長所・短所を教えてください。

2007年に吸入ステロイド薬と長時間作用性β《ベータ》2刺激薬を合わせた配合剤「アドエア」が発売されたのを機に、一つの薬で抗炎症効果と気管支拡張効果が得られるようになりました。それぞれの薬は別々に服用するより、配合剤として使用するほうが効果も高まることがわかっています。現在、配合剤は、ぜんそく治療薬の主流となっています。代表的な薬の特徴は上の表のとおりです。（足立　満）

主な配合剤の特徴

名前	1日の吸入回数	長所	短所
フルティフォーム	朝夜1回	●吸うための力が不要／●嗄声（かすれた声）の発生率が5％前後と少ない	●吸入時間帯が限定される／●吸入方法の習得がやや難しい
レルベア	1回	●吸入時間帯を問わない／●操作・吸入指導が簡単	●カバーをあけるときに硬い／●嗄声発生率が10％前後とやや高率
シムビコート	朝夜1回	●セキが出たときに追加吸入できる／●無味無臭で違和感が少ない	●吸入時間帯が限定される／●吸入方法の習得がやや難しい
アテキュラ	1回	●吸入時間帯を問わない／●吸入抵抗が少ない／●ブリーズヘラー用センサー*が医師を通じて提供される	●カプセルを容器に充填する手間がかかる
エナジア	1回	●吸入時間帯を問わない／●3剤配合剤／●ブリーズヘラー用センサー*が医師を通じて提供される	●カプセルを容器に充填する手間がかかる
テリルジー	1回	●吸入時間帯を問わない／●3剤配合剤／●ぜんそくとCOPDどちらにも適応**	●口腔内の感染症（カンジダ症など）が発現することがある

＊専用吸入器（ブリーズヘラー）に装着してスマートフォンと連動させることで、日々の服薬記録やリマインダー機能を使用することができるぜんそく管理ツール。
＊＊テリルジー100エリプタはぜんそくとCOPDに適応。テリルジー200エリプタはぜんそくにのみ適応

Q53 「抗アレルギー薬」を処方されましたが、なぜですか？

「抗アレルギー薬」は、アレルギー反応を抑える薬で、アトピー型ぜんそくの人に、発作を抑える予防薬として処方されます。非アトピー型ぜんそくの人にも効果を発揮することがあるので、併用を検討する場合もあります。

（松瀬厚人）

ぜんそくに使用される主な抗アレルギー薬

薬の種類		内容
ロイコトリエン受容体拮抗薬	特徴	⇒最も多く使われる。 ⇒即効性がある。 ⇒気道を収縮させるロイコトリエンの作用を防ぎ、炎症を抑える。
	注意点	⇒副作用はほとんどない。 ⇒抗凝固薬（ワーファリン）を飲んでいる人は相互作用の危険がある。
メディエーター遊離抑制薬	特徴	⇒アレルギー反応を促進させる化学伝達物質の放出を抑える。 ⇒抗アレルギー薬の中で唯一吸入薬がある。
	注意点	⇒副作用はほとんどない。 ⇒まれに食欲不振や発疹などが出ることがある。
ヒスタミンH1受容体拮抗薬	特徴	⇒気道の収縮にかかわるヒスタミンの働きを抑える。 ⇒アレルギー性鼻炎、アトピー性皮膚炎でよく使われる。
	注意点	⇒眠けが起こることがある。特に使いはじめの時期は注意が必要。
トロンボキサンA2阻害薬・拮抗薬	特徴	⇒炎症を引き起こすトロンボキサンが作られるのを阻害し、働きを抑える。
	注意点	⇒肝臓の障害や発疹、吐きけなどの副作用が出ることがある。 ⇒種類によって子供には使えない。
Th2サイトカイン阻害薬	特徴	⇒アレルギー反応にかかわるサイトカインが作られるのを抑える。 ⇒アレルギー反応自体を抑える効果があり、アレルギー疾患に広く使われる。
	注意点	⇒副作用はほとんどない。 ⇒まれに吐きけや発疹などが出ることがある。

Q54 「生物学的製剤」にはどんな効果がありますか？

ぜんそくの治療薬は進化を続けており、続々と新薬が登場しています。中でも注目されているのが、最先端のバイオテクノロジー技術によって、生物が作り出すたんぱく質などを利用して作られる「生物学的製剤」です。

生物学的製剤は現在、ＩｇＥが関与するアレルギー反応を抑える「抗ＩｇＥ抗体製剤（商品名：ゾレア）」、気道炎症を引き起こす好酸球を抑える「抗ＩＬ-５抗体製剤（商品名：ヌーカラ）」「抗ＩＬ-５受容体抗体製剤（商品名：ファンセラ）」、ＩｇＥ抗体の産生や好酸球の組織への浸潤、気道分泌《ぶんぴつ》などを抑制する「抗ＩＬ-４受容体抗体製剤（商品名：デュピクセント）」の４種類があり、ＩｇＥ抗体、血液中の好酸球、呼気一酸化窒素《ちつそ》、合併するアレルギー性疾患《しつかん》の種類（アトピー性皮膚炎やアレルギー性鼻炎など）を参考に、どれを使うかが選択されます。いずれも従来の治療では十分な効果が得られない重症の患者さんにのみ適応する注射薬（種類によって２週間～２ヵ月に１回の投与）で、ぜんそくの発作を予防し、副作用の多い全身性（経口や点滴）ステロイド薬の量を減らすことができる薬剤ですが、高額なのが難点です。

（松瀬厚人）

Q 55

内服のステロイド薬を処方されましたが、副作用は大丈夫ですか？

内服のステロイド薬（経口ステロイド薬）は、中等度以上の発作が起こり、β《ベータ》２刺激薬を吸入しても効果がないときや、急な発作が起こったときに発作治療薬として使用します。

通常は３日から１週間を目安に、必要十分な量を用います。短期間使用するだけなので、医師の指示どおりに服用しているかぎりは、ほとんど副作用は起こりません。逆に、経口ステロイド薬を長期にわたって大量に使用すると、作用が強力なぶん、骨《こつ》粗《そ》鬆症《しょうしょう》やむくみ、胃潰《かい》瘍《よう》、高血圧、糖尿病、白内障、気分の落ち込みなどの副作用が出ることがあります。

ただし、医師は効果と安全性を考慮して、慎重に使用計画を立てているので心配はありません。むしろ、医師に無断で減量あるいは中止をするほうが危険です。また、最近では抗ＩｇＥ抗体や抗ＩＬ－５抗体などの生物学的製剤を使用することにより、内服ステロイド薬の使用を減量・中止することが可能になってきました。（足立　満）

Q 56

子供が吸入ステロイド薬を長期間使っても大丈夫ですか？

ぜんそくの長期管理薬として用いられる**吸入ステロイド薬は、副作用の少ない安全な薬です。経口薬や注射薬とは異なり、少ない量を気道に局所的に投与するため、全身性の重篤《じゅうとく》な副作用の心配はなく、長期間の使用が可能です**（Q49を参照）。

一方で、成長期の子供では、影響の出る可能性はゼロではありません。しかし、慢性的に起こっている気道の炎症を抑える吸入ステロイド薬は、ぜんそくの治療・管理に欠かすことのできない薬です。もし仮にステロイド薬を中断してぜんそくが悪化すると、呼吸困難から低酸素症の影響が出る可能性があります。**吸入ステロイド薬を使うリスクより、使わないリスクのほうが大きい**といえるでしょう。

吸入ステロイド薬の安全性と有効性を理解し、正しく使用することが大切です。長くつきあう薬だからこそ、心配なこと、気になることが出てきたら、自己判断で薬の減量や中止をするのではなく、主治医や薬剤師に相談して、納得して薬を使うようにしましょう。

（松瀬厚人）

Q 57

赤ちゃんや小さい子供に上手に吸入させるにはどうしたらいいですか？

吸入療法は、薬剤の適切な量を、気道から肺までしっかり到達させることが重要です。導入時をはじめ、上手に吸入するためのポイントを紹介します。

（清益功浩）

乳児・幼児前期の子供

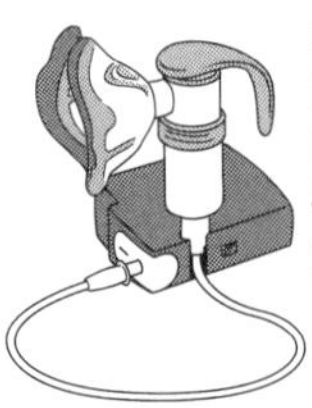

ネブライザーにマスクをつけて吸入を行うが、マスクを口に密着させても平気な子供には、スペーサーのマスクタイプでも吸入できる。

① 初めて吸入を行うときは、無理やり行うことはせず、子供が「吸入は痛くない」「自分もやりたい」と興味を持つように演出する。

② 保護者が楽しそうにマスクを口に当てる姿を見せる。興味を示してもすぐに与えずに、じらすことも有効な場合がある。

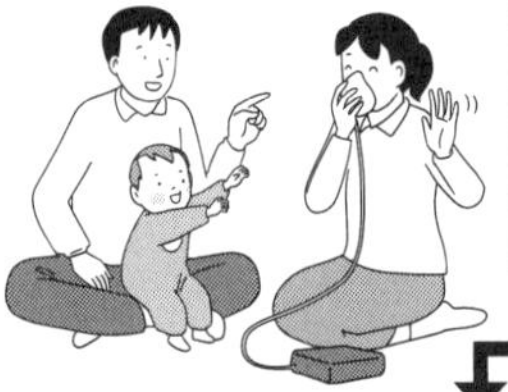

吸入液をよく振ってネブライザーに入れ、スイッチを入れる

↓

薬の噴射を確かめてから、マスクを顔に密着させる

安静な呼吸ができるよう、泣きださないようにあやしながら

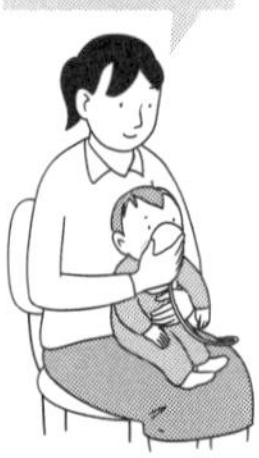

↓

薬を吸う

③ 子供が吸入を始めたら、「モクモクさん気持ちいいね」「上手にできているよ」などの声かけをする。

↓

顔をふいてうがいをする

うがいができない乳児には水などを飲ます

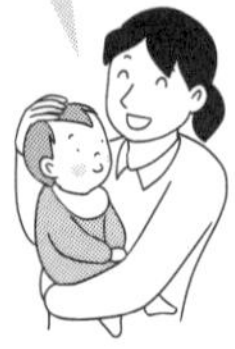

④ 吸入終了後には、笑顔で頑張ったことをほめ、自信が持てるようにかかわる。

幼児後期の子供

子供の状態に合わせてスペーサーのマスクタイプ、マウスピースタイプを選ぶ。

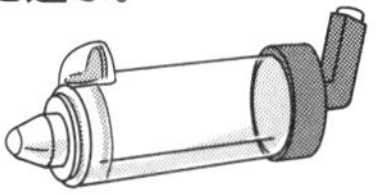

- 深呼吸ができる
- 「吸う」と「吐く」の区別ができる
- 鼻からではなく、口から吸える

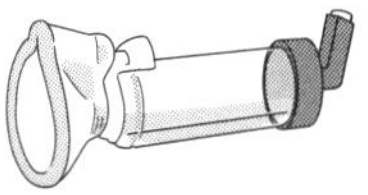

すべてできる → マウスピースタイプ

1. 薬の容器をよく振り、スペーサーにつける
2. 息を吐く
   - うまくできないときは、マウスピースを先にくわえ、息を吐き切ったタイミングで一押しする。スペーサーには弁があり、吐いた息が中に入ることはない
3. くわえてボンベを一押し
4. ゆっくり薬を吸う
5. 息を数秒止める
   - 息止めができないときは、無理にやらせず、ゆっくりと大きな呼吸をくり返せばいい
6. うがいをする

できない → マスクタイプ

1. 薬の容器をよく振り、スペーサーにつける
2. ボンベを一押し
   - うまくできないときは、マスクを密着させてからボンベを押してもいい
3. マスクを顔に密着させる
4. ゆっくり呼吸
   - 子供はゆっくり呼吸が苦手。保護者がゆっくりカウントしてあげると目安になる
5. うがいをする

① 「吸う・吐く」という理解が難しい場合があるため、ストローなど子供に身近な物を使って理解させる。

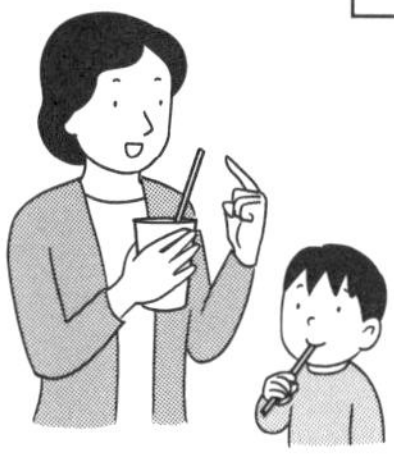

② 自我が確立し導入がスムーズにいかない場合は、子供の兄弟や、患児と同年齢ですでに吸入を実施している他児に見本を見せてもらう。

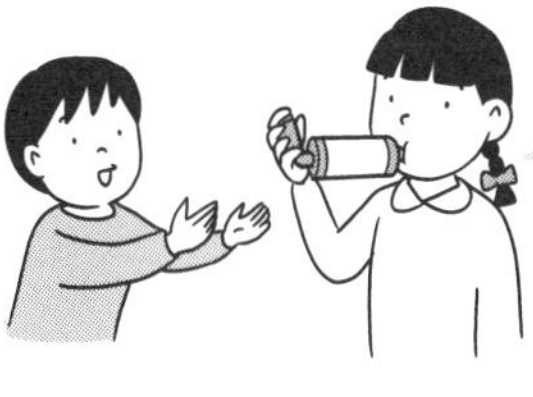

③ 保護者が吸入を補助し、適宜、子供に声かけをすることが大切。

Q 58 カゼでのどが痛くて薬をうまく吸入できないときはどうしたらいいですか？

カゼはぜんそくの発作の誘因になるので、カゼのときほど、ぜんそくの治療をしっかり行うことが大切です。

とはいえ、強く吸い込むことが必要なドライパウダーの吸入器を使っている人などは、のどの痛みが強いと、うまく吸入できないこともあるでしょう。その場合は、のどの痛みが治まるまで一時的に吸入薬を休み、飲み薬だけにします。**のどの状態がよくなりしだい、吸入薬を再開**します。吸入薬をどのくらいの期間休んだのかを、次の診療のときに必ず医師に報告してください。

ただし、のどの痛みが長く続く場合は、カゼの治療のためにもかかりつけ医を受診したほうがいいでしょう。吸入薬はぜんそくの症状をコントロールする大切な予防薬です。炎症を抑え、発作の回数を減らし、発作の程度を軽くするだけでなく、気道のリモデリング（Ｑ43を参照）を防ぐことによって、将来の生活の質（ＱＯＬ）をキープすることにつながります。長く休むことはおすすめできません。

（松瀬厚人）

Q 59 ぜんそくの治療薬と併用すると危険な薬はありますか？

ぜんそくの治療薬は、ほかの薬と飲み合わせが悪いものはほとんどありません。ただ、「併用すると危険」ということではありませんが、ぜんそくの人に注意が必要な薬に、**「β《ベータ》遮断《しゃだん》薬」**があります。β遮断薬は主に交感神経の「β1受容体の遮断作用」により、心機能を抑えて心臓の仕事量を減らすことで血圧を下げ、狭心症や不整脈などの諸症状を改善する薬ですが、気管支の収縮にかかわる「β2受容体」に対しても遮断作用を現すことがあります。要するに、**気管支を収縮させてしまう可能性がある薬**なのです。β遮断薬には点眼薬があり、緑内障の治療薬として使用されています。目薬であっても副作用を起こすことがあるので、ぜんそくの人は注意してください。

ぜんそくとは関係なくても、例えばカゼと皮膚炎などで複数の医療機関を受診した場合、医師どうしが知らずによく似た薬を処方してしまうことがあります。飲み合わせ（相互作用）が悪いと、予想以上に強く作用したり、反対に薬が効きにくくなったりすることがあります。これを防ぐためにも、お薬手帳を活用しましょう。（松瀬厚人）

Q 60 ぜんそくの薬はいつまで飲みつづけなければいけませんか?

ぜんそくの治療は、根本的に治すというよりは、気道の炎症を抑えて症状をコントロールし、発作を起こさないようにすることが目標です。

「症状がないので薬をやめたい」と思う気持ちはわかりますが、くり返し解説してきたように、ぜんそくは自覚症状がなくても、気道の中では炎症が続いていて、粘膜が過敏な状態になっています。**症状のないうちに発作のタネが育つのです。**

命にかかわるような大きな発作は、軽症でも重症でも起こる可能性があります。重症の人は症状が重いのでしっかり治療に取り組みますが、軽症の人は治療を中断しがちなことから、大発作を起こす危険性はむしろ軽症の人のほうが高い場合もあります。

症状のない時期に治療に取り組むのはおっくうかもしれません。しかし、**「発作が起こるかもしれない」**……**その可能性を抑えるぜんそくの薬は、「長くつきあう」という心構えで**治療に取り組んでください。しっかり治療を続けて、治療のステップダウン（Q62を参照）をめざしていきましょう。

（松瀬厚人）

Q61 妊娠中に注意すべきぜんそくの薬はありますか？

ぜんそくは妊娠に合併する最も頻度の高い呼吸器疾患《しっかん》（Q32を参照）です。妊婦におけるぜんそく発作は、胎児に低酸素血症をもたらしやすく、流産や胎児発育不全、脳障害の危険因子となります。そのため、妊娠中の薬剤使用にはどうしても神経質になってしまうのですが、ぜんそくの発作が胎児や妊婦に及ぼす危険性を考えれば、妊娠中の治療継続は、有益性が高く必要です。安全に使える薬とその注意点を理解し、かかりつけの医師、産科医の指示のもと、しっかり発作を抑え、症状をコントロールする治療を続けましょう。（清益功浩）

妊娠中のぜんそく患者に使用できるとされる薬剤

吸入薬	吸入ステロイド薬	安全性のエビデンス（科学的根拠）は、「ブデソニド」が最も多い
	吸入β２刺激薬	安全性のエビデンスは少ないが、胎児への有害作用のエビデンスはない
	吸入抗コリン薬	発作治療薬としてのみ安全性が認められている
経口薬	経口ステロイド薬	「プレドニゾロン」「メチルプレドニゾロン」は胎盤通過性が小さいことが知られている
	ロイコトリエン受容体拮抗薬	妊娠中の投与には有益性が上回る場合のみに限定する
	テオフィリン徐放製剤	中毒域の血清レベルのモニターが必要。血中濃度を5～12マイクログラムを目標とする
	経口β２刺激薬	
	抗ヒスタミン薬	妊娠中の投与には有益性が上回る場合にのみ限定する。
注射薬	ステロイド薬	経口ステロイド薬と同様である
	ボスミン（0.1%アドレナリン）	子宮動脈の収縮を引き起こすため、アナフィラキシーなどの場合にのみ使用

※『アレルギー総合ガイドライン』より改変

Q62 治療のステップアップ、ステップダウンとよく聞きますが、なんのことですか？

ぜんそくの治療では、重症度によって4段階の治療方針の基準があります。「軽症間欠型＝ステップ1」「軽症持続型＝ステップ2」「中等症持続型＝ステップ3」「重症持続型＝ステップ4」（Q13、Q45の表を参照）の4段階で、ステップごとに使用する薬の量と種類が決まっています。ぜんそく治療の基本的な考え方は、「発作が起きたら治療する」ではなく、「発作を起こさないようにコントロール」すること。現在の治療薬で3〜6ヵ月ぜんそくの症状が出なければ、コントロール良好と判断し、**治療薬の使用量を1段階下げます。これが、「治療のステップダウン」です。**逆に、医師の指示どおりに治療薬を使っているにもかかわらず、発作をくり返す場合は、**薬の量や種類を1段階上げる「治療のステップアップ」**を行います。

症状が出ていなくても、治療のステップダウンの自己判断は禁物。気道のリモデリング（Q43を参照）を防ぐためにも、症状をきちんと伝えて焦ることなく、医師と二人三脚で治療を継続していくことが大切です。

（清益功浩）

Q 63

子供が就寝中にゼーゼーしているとき、起こして薬を飲ませるべきですか？

あまりにもしんどそうに、ゼーゼー呼吸しながら寝ているときは、起こして吸入するか薬を飲ませたほうがいいでしょう。ゼーゼーしている程度がそれほどでもなく、顔色がいい場合は起こす必要はないでしょう。

強い発作になると横になることも呼吸を苦しくするので、座った姿勢を好むようになります。横になって眠れているのであれば、大きな発作が起こっていることは少ないですが、**上図を参考にして、ゼーゼーがひどいときには、医療機関を受診してください。**

（清益功浩）

ぜんそく発作のときの観察のポイント

軽い ←→ 重い

睡眠	横になって眠れる	苦しさでときどき目を覚ます	横になれない、眠れない
ぜん鳴	ゼーゼーが小さく軽い	ゼーゼーが明らかにわかる	ゼーゼーが強く、遠くからでも聞こえる
呼吸困難	ない	ある	強い
陥没呼吸*	ない、あっても軽度	明らかにある	強く陥没する
脈	普通	普通、やや速い	とても速い

＊胸の一部が陥没する（Q84を参照）

Q64 子供が薬の吸入を嫌がるのですが、何かいい方法はありませんか？

お子さんが吸入を嫌がる場合、眠っている間に電動吸入器（ネブライザー）を利用するのも一つの手です。ただし、効果は落ちるので、あくまでも応急処置です。

お子さんの好きな音楽をかける、絵本の読み聞かせをする、なぞなぞを出す、テレビを見せるなど、吸入中にジッとしていることに飽きさせない工夫をしてみてください。吸入中にしか見せない特別なＤＶＤを決めておく、「吸入が終わったら、○○をいっしょにやろう」などとゲーム感覚で特別感を出す、というのもおすすめです。吸入器に好きなキャラクターのシールを貼《は》るなどの装飾をするのもいいでしょう。

しかりつけて無理やりやらせることは、絶対にさけてください。長期にわたることの多いぜんそくの治療は、毎日のケアがとても大切です。無理やりやらせるとトラウマになってしまい、今後の治療に悪影響を及ぼしかねません。

時間はかかっても吸入する意味を説明し、自分の意思で吸入ができるよう、根気よく仕向けていくことが大切です。

（清益功浩）

Q65 薬を飲ませたのに吐いてしまいました。もう一度飲ませるべきですか？

薬を飲んだ後に吐いてしまったとき、もう一度薬を飲むかどうかを迷われる患者さんはたくさんいます。特に、ぜんそくの発作が起きているときに飲んだ発作止めの薬を吐いてしまったときの判断は難しいものです。基本的には、薬を飲んでからどのくらいの時間がたっているかで判断しましょう。

飲んでから30分以上経過してから吐いた場合は、飲み直しの必要はありません。

飲んだ直後に吐いた場合は、もう1回分の薬を飲んでください。

飲んでから数分～30分以内で、吐いたものの中に薬がそのままの状態で確認できたときは、もう1回分の薬を飲ませてください。**薬の確認ができず、発作も治まらないときは、改めて薬を飲むことはせず、**医療機関を受診してください。医療機関で吸入などの適切な処置を受けて発作を改善させます。このとき、受診前に飲んで吐いてしまった薬を、必ず医師に伝えてください。薬が体内に残っていると、薬の使いすぎになる危険性があります。

（清益功浩）

Q66 きちんと薬を吸入できているか不安です。上手に吸入するコツはありますか？

きちんと薬を吸入できているか不安な人におすすめしたいのが、私が考案した「ホー吸入」です。

ホー吸入とは、「ホー」と発声してから、そのままの口の形で薬を吸うと、吸入の効果が高まるというものです。私たちが行った検証において、通常の吸入では舌が邪魔をして薬の約45％しか気道に届いていなかったのに対し、ホー吸入をして舌が下がった状態で吸入を行うと、薬の約75％が気道に届くという結果が明らかになりました。つまり、ぜんそく患者さんの多くは、口の中で薬が止まっていたのです。

ホー吸入の基本は、口の中心に〝薬の通り道〟となる空間を作るイメージで、「ホー」と発音し、舌を下げ、のどの奥を広げることです。このときに吸入器の向きも重要で、首を伸ばして吸入器のお尻《しり》を少し上げ、吸入器の先端を気管に向けて薬の通り道の曲がり角を少なくします。具体的なホー吸入の方法については左ページを参照してください。この吸入法をマスターして、ぜひ治療に役立ててください。

（堀口高彦）

ホー吸入のやり方

① 舌を下げて、のどの奥を広げ、「ホー」と発音しながら息を吐く。

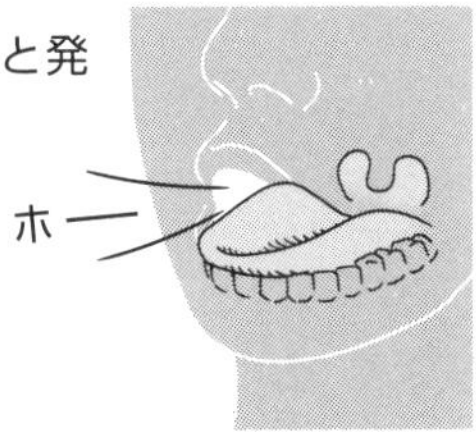

② 舌を下げたまま、舌の上に吸入器を乗せ、吸入口をくわえる。

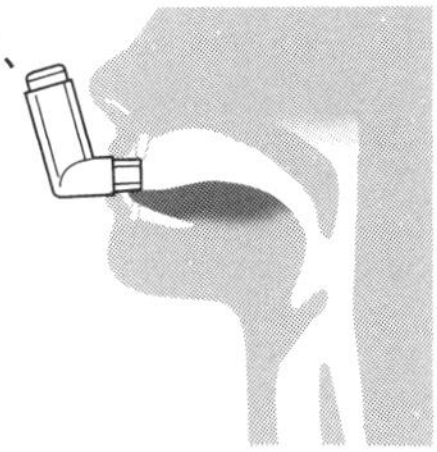

③ 背すじと首を伸ばし、吸入器の先を気管の方向に向け、頭の中で「ホー」と思いながら大きく息を吸う。

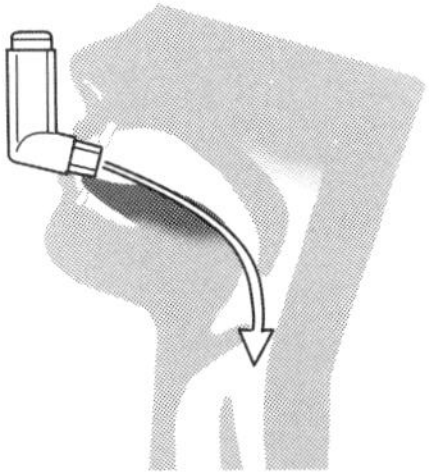

④ 吸入器を口から外して、口を閉じて 5 秒間ほど息を止める。

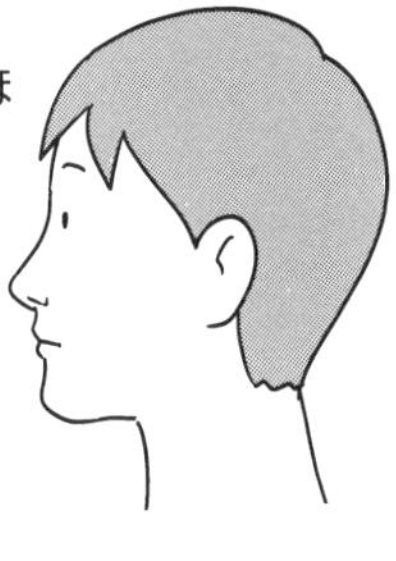

⑤ ゆっくり息を吐く。

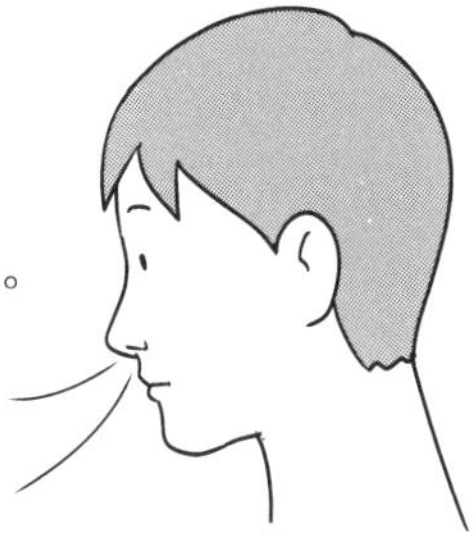

Q 67
薬物療法以外にぜんそくの治療法はありますか？

薬物療法以外のぜんそくの治療法としては、アレルゲンがはっきりと特定されているアトピー型の患者に用いられる、特異的免疫療法があげられます。

「減感作《げんかんさ》療法」とも呼ばれる特異的免疫療法は、アレルギーを引き起こす原因となるアレルゲンの成分を薄めたものを、ごく微量ずつ体内に注射していくことで、少しずつアレルゲンに体を慣れさせ、アレルギー反応を和らげていくという治療法です。

減感作療法は、アレルギー性鼻炎の治療によく用いられており、約7～8割の患者さんが薬を減らすことができるとされています。さらに、その効果が長続きするというメリットもあります。

以前は1ヵ月に一度注射する必要がある治療法でしたが、近年になって薬を口の中に入れて舌の下の粘膜から吸収させる「舌下《ぜっか》免疫療法」が登場し、負担が軽減したことから治療を受ける人が増えてきています。

さらに、薬物療法以外では、ぜんそくの気管支内視鏡検査も始まりました。

気管支サーモプラスティ

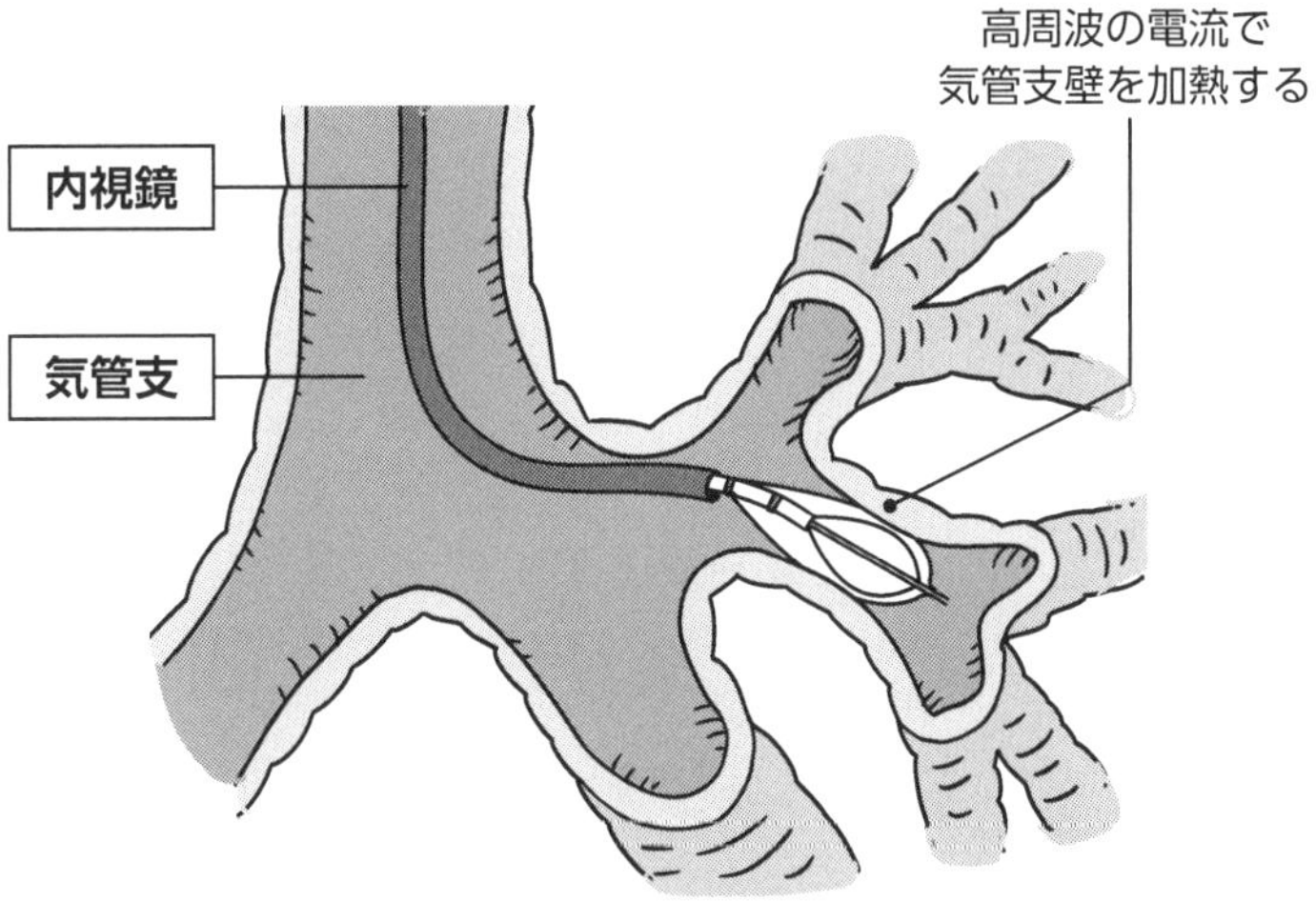

気道の平滑《へいかつ》筋が厚くなり、気道内部が狭くなっている患者さんや、日常生活が制限される重症の患者さんに対して、内視鏡を使い、厚くなった気道の平滑筋を薄くするための治療法で、「気管支サーモプラスティ（熱形成術）」と呼びます（上の図を参照）。

具体的には、専用の内視鏡（カテーテル）を口から気管支に挿入し、高周波の電流によって気管支壁を加熱して温めることで、厚くなった気道の平滑筋を減らすという方法です。

なお、気管支サーモプラスティは、ぜんそくの症状が改善する一方で、体への負担が大きく、治療中に肺炎や発作を起こす危険性を伴うため、治療を行える医療機関はかぎられています。

（足立　満）

Q 68 漢方薬でぜんそくは治りますか？

漢方薬は、ぜんそく治療薬として有効性を実証できるプラセボ対照試験がありません（プラセボ対照試験〈二重盲検法〉＝薬の薬効を客観的に調べる臨床試験の方法。多数の患者に調べたい薬と偽薬〈プラセボ〉とを投与し、誰にどちらを投与したかを患者にも医師にもわからないようにしておき、結果を統計学的に判定する試験のこと）。そのため、「漢方薬でぜんそくが治まる」というエビデンス（科学的根拠）は高いとはいえないのですが、その一方で、ぜんそくへの有効性を示す多くの症例報告があり、医療の現場では医師の管理のもと、種々の漢方薬が使用されています。

ぜんそくにおける漢方薬の位置づけとしては、寛解《かんかい》期（完治とまではいえないが、症状が治まって穏やかである状態の時期）を維持し発作を予防する長期管理薬を補完する目的で使用されます。ぜんそくの治療で用いられる代表的な漢方薬を紹介します。

なお、ぜんそくの治療をしている人は、自己判断で急に漢方薬に切り替えたり、追加することは絶対にさけてください。漢方薬の使用については、主治医に相談のうえ、漢方薬に精通した医師の管理のもとで使用することが重要です。

（清益功浩）

セキ・ぜんそくに効く漢方薬一覧

麻杏甘石湯《まきょうかんせきとう》	⇒粘りけのあるたんや口の渇き、呼吸困難のあるセキの症状がある人に適している。気管支を拡張してセキを鎮める作用や抗アレルギー作用のある「麻黄《まおう》」、たんを少なくする「杏仁《きょうにん》」が含まれている。
柴朴湯《さいぼくとう》	⇒抗アレルギー作用のある「小柴胡湯《しょうさいことう》」と、気うつ傾向（気分がふさぐ）を軽減する「半夏厚朴湯《はんげこうぼくとう》」を合わせた薬。気分がふさぐ、のどに異物感がある、吐きけ、めまい感がある、カゼを引きやすいなどの人に向いている。
麦門冬湯《ばくもんどうとう》	⇒少量の切れにくいたんを伴うセキ、のどや口、皮膚の渇きなど、乾燥しやすい人に向いている。気道の潤いを保ち、気道炎症やセキ感受性を軽減する「麦《ばく》門冬《もんどう》」「人参」を含む薬。「麻黄」を含んでいない。
小青竜湯《しょうせいりゅうとう》	⇒薄い水様性のたんが多く絡むセキ、鼻水を伴う、ぜん鳴がある、顔色がよくない、冷え性などの症状がある人に適している。抗アレルギー作用のある「麻黄」「細辛《さいしん》」「五味子《ごみし》」が含まれている。
神秘湯《しんぴとう》	⇒気うつ傾向の、たんは少なく、息苦しい呼吸困難を伴う発作後のセキの症状に適している。セキ止めに関与する「麻黄」「杏仁」、気うつ傾向を改善する「紫胡《さいこ》」「厚朴《こうぼく》」「陳皮《ちんぴ》」を含む薬。
五虎湯《ごことう》	⇒強い激しいセキ、発熱のある人に適している。体力の衰えている人には向かない。「麻黄」「杏仁」のほか、炎症を抑える「甘草《かんぞう》」、熱やはれを抑える「石《せつ》膏《こう》」、セキを鎮める「桑白皮《そうはくひ》」が含まれている。

＊「麻黄」が含まれている漢方薬と西洋医学の発作治療薬（テオフィリン徐放製剤）の併用には注意が必要。動悸などの副作用が現れることがある。

Q 69 入院治療はどんな症状のときに行うのですか？

自宅などで発作が起きたとき、以下の症状の場合は、直ちに救急外来を受診します。①中程度以上の発作（苦しくて横になれない）が起こったとき。②β《ベータ》2刺激薬の吸入を1～2時間おきに必要とするとき。③症状が悪化しているとき。

救急外来での治療によって息苦しさなどの自覚症状がなくなり、気道の狭窄《きょうさく》が改善して、1時間安定していれば帰宅が可能になりますが、治療開始から数時間以内に症状の改善が認められない場合には、入院治療が考慮されます。入院治療の適応の基準は、『アレルギー総合ガイドライン』において以下のように示されています。

①中程度発作で2～4時間の治療で反応が不十分、あるいは反応がない（改善しない）。②高度発作で1時間以内に治療に反応がない（改善しない）。③入院を必要とした重症ぜんそく発作の既往がある。④長期間（数日～1週間）にわたり増悪症状が続いている。⑤肺炎、無気肺、気胸などの合併症がある。⑥精神障害が認められる場合や意思の疎通が不十分であると認められる。⑦交通などの問題で（再度発作が起こったさいに）医療機関を受診することが困難と認められるとき。

（清益功浩）

第5章

ぜんそくの
コントロールと自己管理についての疑問7

Q
70

発作をさけるにはふだん何に気をつければいいですか？

発作が起こるリスクを軽減するには、日ごろから発作の誘因と考えられるものを遠ざけることが大切です。そのためには、自分にとって何が悪化要因となっているのかを知っておく必要があるでしょう。

ただし、アトピー型の患者さんは、悪化要因が比較的わかりやすいのに対して、非アトピー型の患者さんはアレルゲンを特定できないため、原因を探し当てるのが難しいケースもあります。

その場合は、生活環境や生活習慣に問題はなかったか、ストレスになるような問題を抱えていなかったか、疲れがたまっていなかったか、運動中に起こったのではないか、薬を飲んでいなかったか、季節の変わり目ではなかったか……など、過去に発作を起こしたときの状況を思い返して、そこに何か共通点がないか、悪化要因がどこにあったのかを検証してみてください。そこで思い当たる事項があれば、できるかぎりその状況をさけるように心がけましょう。

（足立　満）

Q71 ぜんそく日記とはどのようなものですか？

ぜんそく患者さんの日々の自己管理において、とても重要になってくるのが「ぜんそく日記」（次ページを参照）です。

ぜんそく日記とは、自覚症状や体調、使用した薬、気温や天候、日常生活の状況、ピークフロー値（Q72を参照）、発作時の状況などを書き込む日記帳です。日記といっても文章化する必要はなく、◯をつけたり数値を記入したりするだけなので、大きな負担にはなりません。

ぜんそく日記を日課として続けることで、日々のデータが積み重なり、どのような場面で発作が起こりやすいか、どうすれば体調がよくなるかなど、自分自身の症状を客観的にとらえることができます。そして、それがぜんそく自体への理解にもつながり、発作を予防することができるようになるのです。また、ぜんそく日記は医師にとっても貴重な情報源となるため、受診時には必ず持参するようにしましょう。

ぜんそく日記にはいろいろな種類があり、製薬会社などでも作成されており、医療機関で入手することが可能です。

（足立　満）

ぜんそく日記の一例

月日（曜日）			月　日(　)				月　日(　)				月　日(　)			
区分			朝	昼	夕	夜	朝	昼	夕	夜	朝	昼	夕	夜
ぜんそくの症状		A　大発作												
		B　中発作												
		C　小発作												
		D1 ゼーゼー・ヒューヒュー												
		D2 胸苦しい												
		N　症状なし												
	セキ	E1 強い												
		E2 弱い												
		ない												
	たん	量	多・少・無				多・少・無				多・少・無			
		切れ	悪い・良い				悪い・良い				悪い・良い			
	日常生活	全くできなかった												
		あまりできなかった												
		ほぼできた												
		普通にできた												
	夜間睡眠	息苦しくて全く眠れなかった												
		息苦しくてあまり眠れなかった												
		息苦しかったが眠れた												
		安眠できた												
その他の症状	くしゃみ													
	鼻水													
	鼻づまり													
	かぜの症状													
	発熱													
ぜんそくコントロールテスト(ACT)*点数														
ピークフロー値**（L／分）最高値を記入してください		起床時												
		昼間												
		夕方												
		就寝前												
長期管理薬														
発作治療薬														
備考 ぜんそくの症状を起こした原因や誘因、また注射をした場合は、その旨を記入してください。														

＊Q40を参照

＊＊必ず薬を飲む前、吸入する前に測定してください

Q72 ピークフロー値とはなんのことですか？

Ｑ71で紹介したぜんそく日記において、大事な項目となるのが「ピークフロー値（ＰＥＦ＝最大呼出量）」です。

ピークフロー値とは、力いっぱい息を吐き出したときの息の強さ（速さ）を表した数値のことで、この値によって気道のつまり具合を調べ、ぜんそくの状態を把握することができます。

ピークフロー値を測定するには、ピークフローメーターを使用します。

ピークフローメーターとは、家庭で手軽に気道の状態をチェックできるように開発された器具で、これを使用することで、できるだけ速く息を吐き出したときの息の強さ（流速、Ｌ／分）が調べられます。具体的な使用方法については、Ｑ73で解説します。

ぜんそくの患者さんにとって、ピークフロー値を測定しつづけることは、ぜんそくの発作の予防につながるなど、自己管理の基本となるものなので、意識的に取り組みましょう。

（足立　満）

Q73 ピークフロー値の測定方法を教えてください。

ピークフロー値の測定は、数値の変動をできるかぎり把握するために、毎回同じ姿勢で、同じ時刻に行いましょう。基本は立って行いますが、発作の症状がひどいときなどは、座って、あるいは寝たまま測ってもかまいません。

測定回数は、少なくとも朝の起床時と夕方または夜の1日2回で、1回につき3度測定し、最も高かった数値を記録します。ただし、症状が不安定な時期は、さらに昼と就寝前にも測りましょう。

最初の数日間は定時の測定に加えて、1日のうちで最も呼吸機能が安定しているとされる11時と14時にも測ってください。その中の最高値を「ベスト値（自己最高値）」とし、気道の状態を判断する目安とします。さらに、年齢・性別・身長から算出された「標準予測値」という基準値もあるので、医師と相談のうえ、基準値をどちらにするか決めてください。そして、**ピークフロー値がこの基準値の80％以上であれば、気道の状態は良好と評価していいでしょう。**具体的な測定方法については、左ページの図を参照してください。

（足立　満）

ピークフロー値の測定方法

① ピークフローメーターの目盛りをゼロに合わせる。

② 立った姿勢で、針や吹き口に指が触れないようにメーターを持つ。

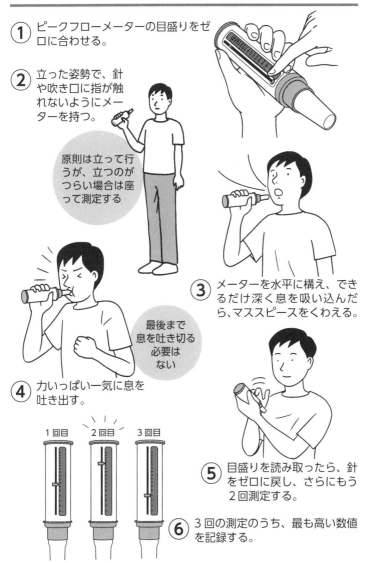

原則は立って行うが、立つのがつらい場合は座って測定する

③ メーターを水平に構え、できるだけ深く息を吸い込んだら、マススピースをくわえる。

最後まで息を吐き切る必要はない

④ 力いっぱい一気に息を吐き出す。

⑤ 目盛りを読み取ったら、針をゼロに戻し、さらにもう 2 回測定する。

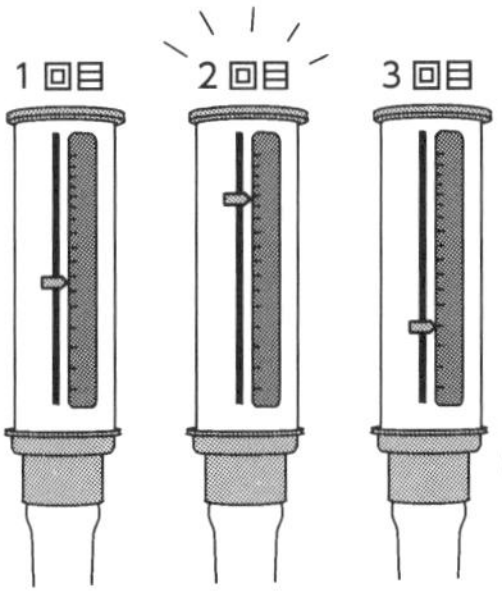

1 回目
2 回目
3 回目

⑥ 3 回の測定のうち、最も高い数値を記録する。

Q74 ピークフロー値を記録することで何がわかりますか？

ピークフロー値は、数値が低ければ低いほど気道が狭くなっていることを示しています。一般には早朝や夜間に低くなる傾向があり、起床時の数値が就寝前より20％以上も低下することがあります。このようなケースでは、気道の過敏性が急激に高まっており、発作を起こしやすい状態ということがわかります。

ピークフロー値は、自覚症状が現れる前から気道の状態を敏感に反映して低下するため、記録を続けることで発作を予測できるようになります。つまり、発作を未然に予防することもできるのです。

日々の数値の変動をわかりやすく把握するためには、ピークフロー値をグラフ化するといいでしょう。そのさいに「ゾーンシステム」を利用すると、より簡単に発作の危険度を予測できます。

ゾーンシステムとは、記録用紙を三つのゾーンに色分けし、測定値がどのゾーンに当てはまるかで危険度を測るというものです（左ページのグラフを参照）。

（足立　満）

発作の予測に役立つ「ゾーンシステム」の記入例

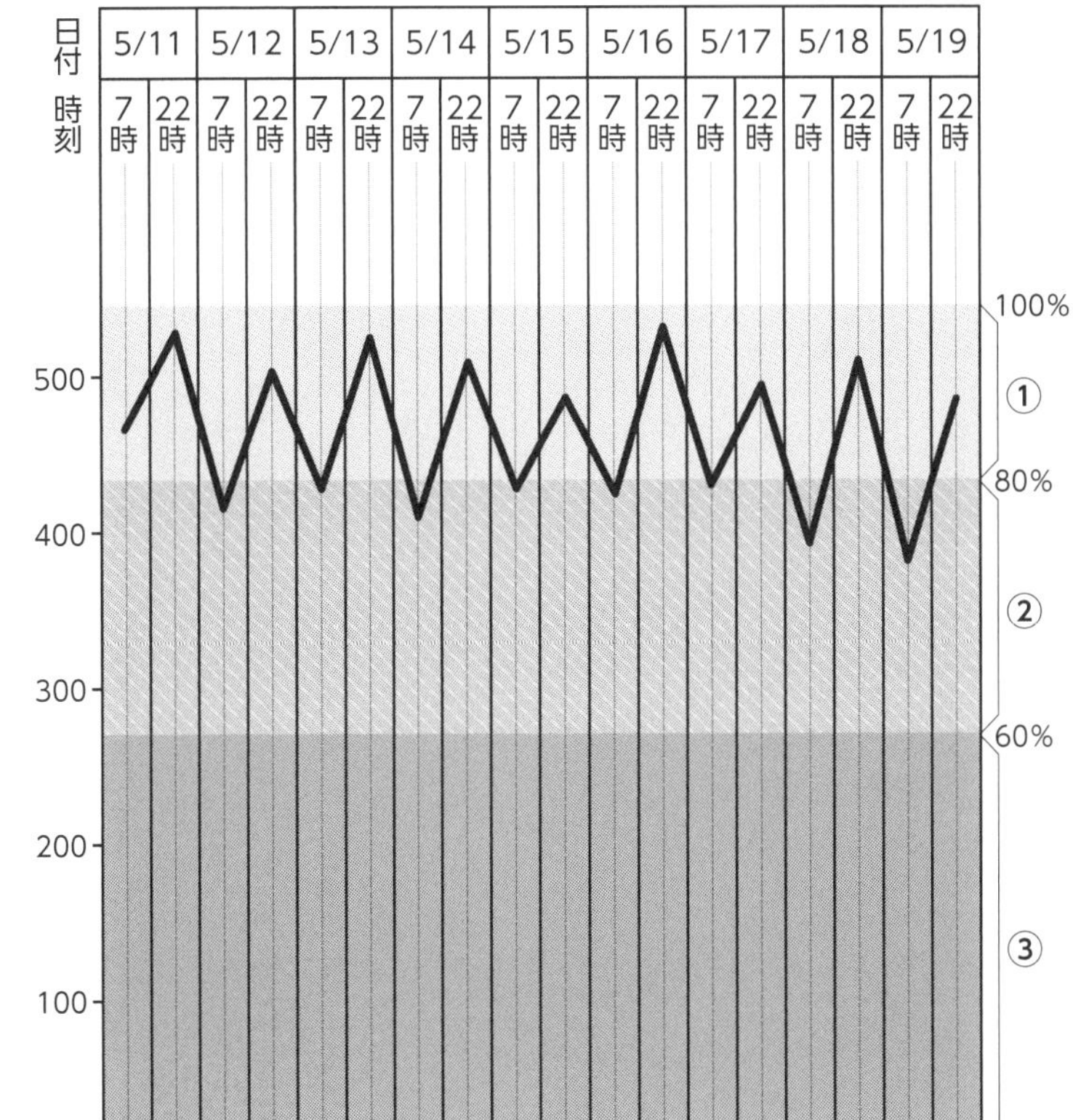

①**グリーンゾーン**…… 基準値の 80 ～ 100% ＝ 良好
医師の指示に従って現状維持

②**イエローゾーン**…… 基準値の 60 ～ 80% ＝ 要注意
医師による治療法を実行

③**レッドゾーン**……… 基準値の 60%未満 ＝ 要警戒
周囲にも伝え、すぐに受診

＊本来はゾーンごとにグリーン、イエロー、レッドと色分けされています

Q75 ぜんそくカードとはなんですか？

ぜんそくを患っている患者さんであれば、一人で外出しているときに発作の症状に見舞われ、非常に困ったという経験はないでしょうか。

ぜんそくという病気の怖いところは、いくら予防をして気をつけていても、何かのきっかけで、突然、発作が起こってしまうことで、場合によっては命にかかわる危険性もあります。

重い発作が起こり、自分一人ではどうしても対応できない場合は、まわりにいる人に助けを求めることもやむをえません。そんなときに役に立つのが、「ぜんそくカード」です。

ぜんそくカードには、氏名、生年月日、緊急連絡先、通院している医療機関、使用中の薬剤名、主治医記入による発作時の処置などが記してあります。**外出先での急な発作により、自分で対応することが困難な場合などは躊躇《ちゅうちょ》することなく、まわりの人にこのカードを見せて対応をお願いしましょう。**必要なときにすぐ取り出せるよう携帯しておくことを心がけてください。

（足立　満）

ぜんそくカード

●表

ぜんそくカード

「ぜんそくで現在治療中です」

氏　　名

生年月日

住　　所

電話：　　（　　　）

〔このカードにはぜん息発作時の対処に必要な情報が記入されています〕

発作時の処置〈この欄は主治医に記入してもらいましょう〉

最近の発作時の処置内容（平成　年　月　日）

（発作時の治療歴がない、あるいは発作時の治療の詳細が不明な場合は記載不要です）

●裏

記入年月日：平成　　年　　月　　日

かかりつけ医療機関名

電話：　　（　　　）

診療科／主治医名

緊急連絡先：

（自宅・会社・その他：　　　　　　　　）

電話：　　（　　　）

現在使用中の薬剤名

内　服　薬

吸入・外用薬

副作用があった薬剤

アスピリンぜんそく：有・無

合併症・アレルゲンなど注意事項

※ぜんそくカードの入手方法については、最寄りの保健所、区市町村保健センターなどの各窓口まで問い合わせてください

Q76 インフルエンザなどのワクチンは接種したほうがいいですか？

カゼやインフルエンザなどの感染症は、アトピー型、非アトピー型を問わず、ぜんそくが発症、悪化するさいの大きな原因の一つにあげられます。**ぜんそくの患者さんにとって、カゼやインフルエンザの予防は不可欠です。**流行している時期はマスクを着用して人混みをさけるようにし、帰宅後はうがいと手洗いを徹底しましょう。

また、インフルエンザのシーズン前に、ワクチンの予防接種を受けておくこともおすすめします。ただし、ぜんそくの症状が安定しているときに受けるようにしてください。なお、インフルエンザワクチンには、ごく微量の卵成分が含まれているため、強い卵アレルギーを持っている人は接種できないことがあります。また、過去に予防接種によってなんらかの副反応を起こしたことがある人は、事前に医師に説明してください。さらに重要なワクチンとして、新型コロナのワクチンが広く使用されていますが、ぜんそくの人も接種を受けましょう。心配な場合は医師に相談してください。

（足立　満）

第6章

急性発作時の対応と
予防法についての疑問 11

Q 77
発作が起こるきっかけにはどんなものがありますか？

死亡に至る発作の誘因

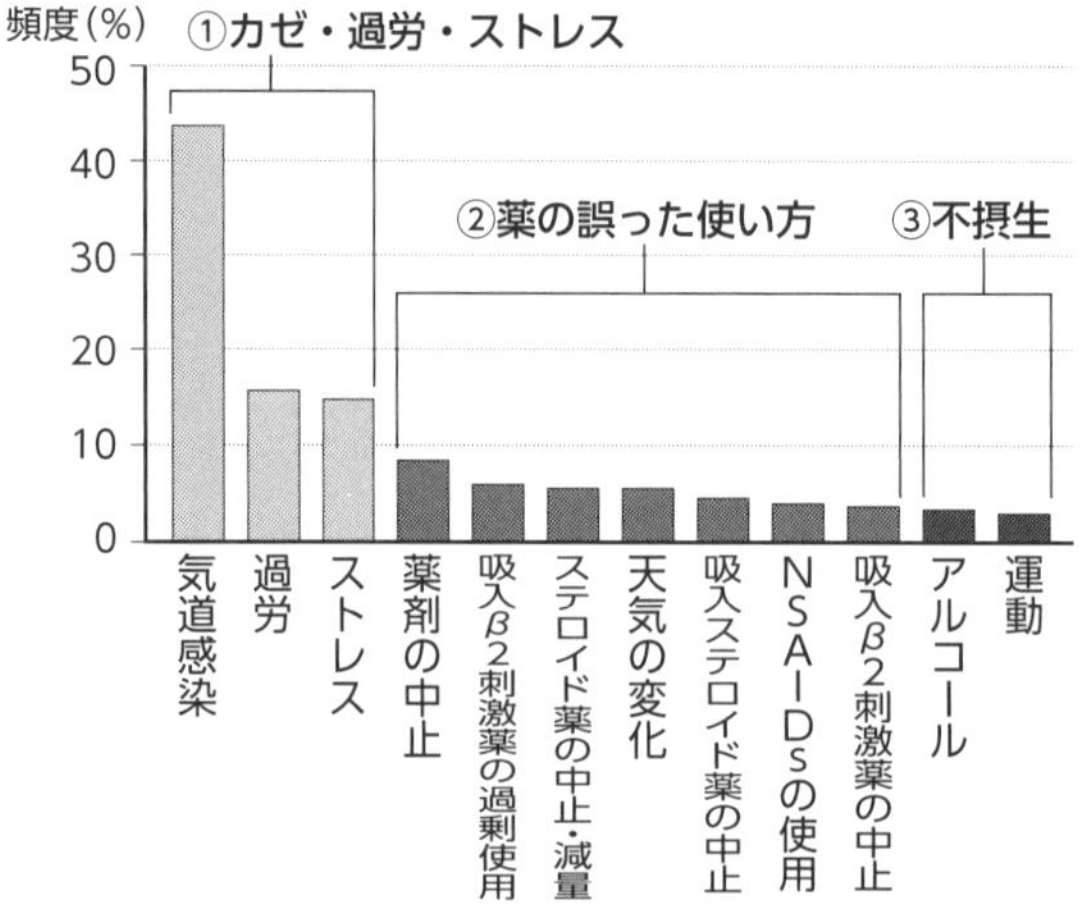

※『喘息予防・管理ガイドライン2015』より改変

命にかかわるような大きなぜんそく発作の誘因は、大きく以下の三つのグループに分けられます。

①カゼ・過労・ストレス
②薬の誤った使い方
③不摂生

中でも①が誘因のトップ3を占め、特にカゼと気管支炎・肺炎などの下気道感染を合わせた気道感染が多いことがわかります（上のグラフを参照）。②の中では、薬を自己判断で中止したり、減らしたりすることが大きな誘因となっています。（足立　満）

Q78 発作が起こったとき体では何が起こっているのですか？

ぜんそくの発作が起こるしくみについて、ここで改めて整理してみましょう。

ぜんそくの患者さんの気道の粘膜には、好酸球、リンパ球、マスト細胞（肥満細胞）、好塩基球、好中球といった白血球の仲間が集まっており、これら「炎症細胞」と呼ばれる細胞たちが炎症を引き起こしたり、悪化させたりすることで、アレルギー反応を引き起こし、ぜんそくを誘発すると考えられています。

ぜんそくでは、この気道の炎症状態が慢性的に続くため、発作が起きていないときでも粘膜はむくみ、上皮細胞がはがれやすくなり、その下の基底膜や平滑《へいかつ》筋も厚くなっています。また、粘液の分泌《ぶんぴつ》が盛んになり、たんも増えていきます。

ぜんそくの患者さんの体内は常にこのような状態のため、ちょっとした刺激を受けただけでも平滑筋が過敏に収縮し、粘膜がさらにむくみます。そして、ますます気道が狭くなり、ぜんそくの発作が起こるというしくみになっているのです。これを気道過敏性といいます。

（足立　満）

ぜんそくが起こるしくみ

健康な気道

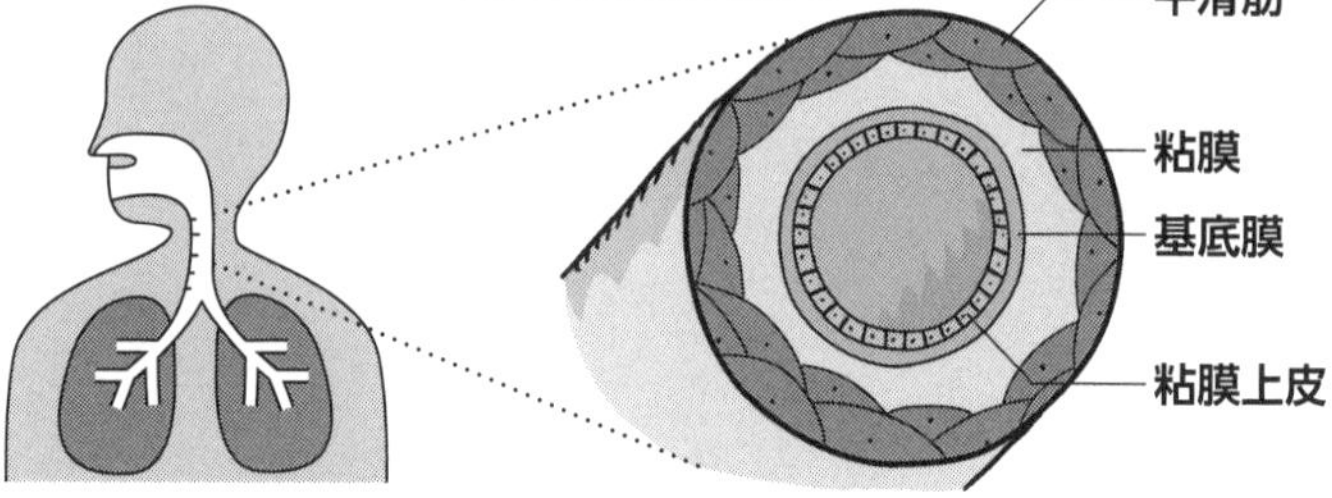

ぜんそく患者の気道

●発作がないとき

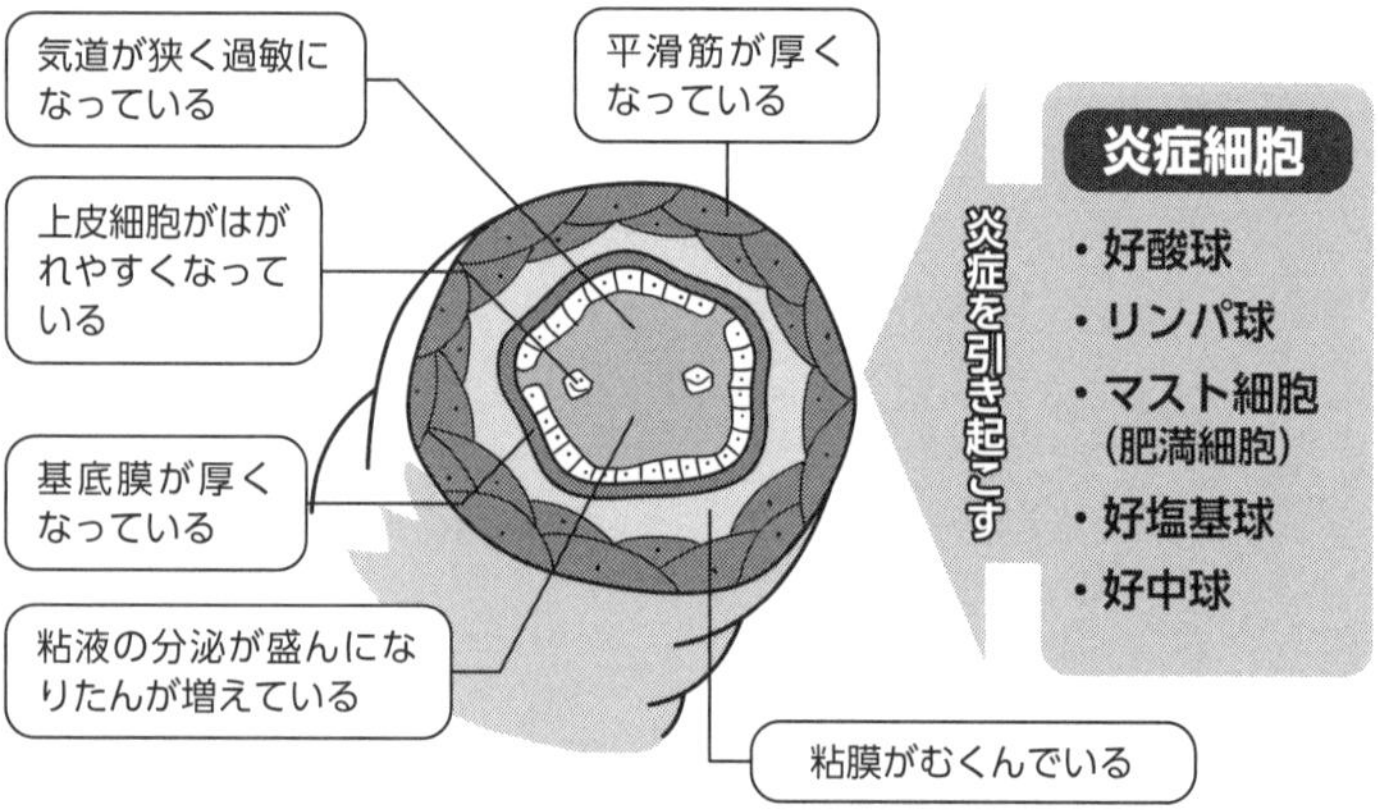

●発作が起こっているとき

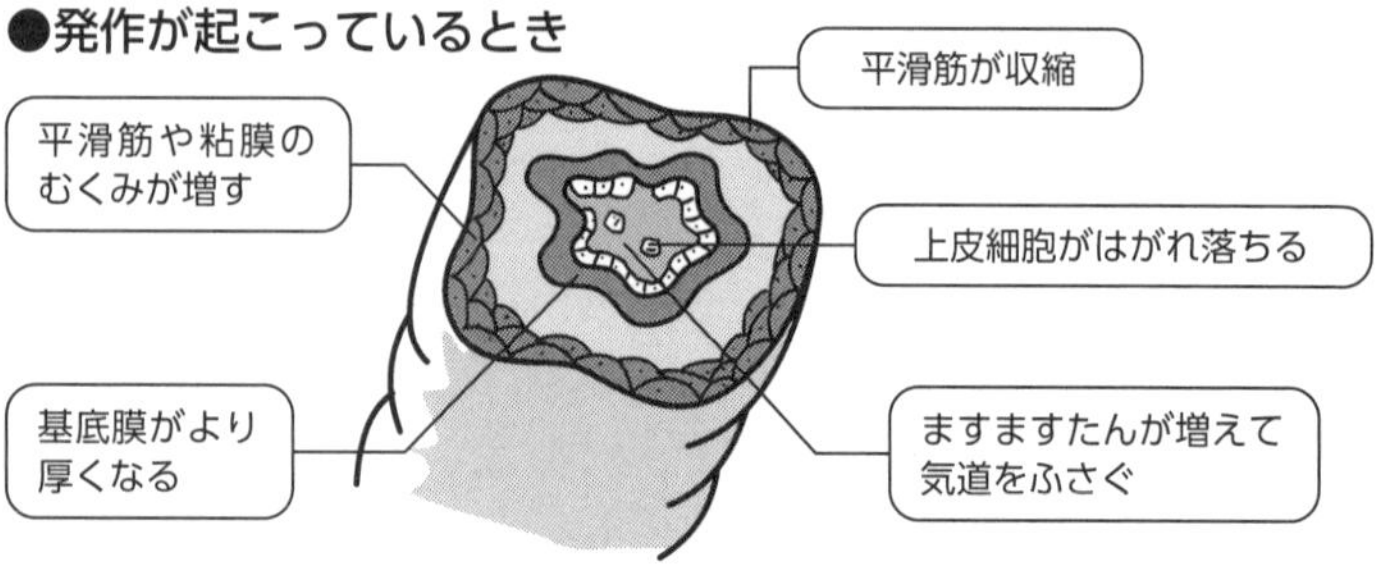

Q79 発作が起こったときの対応をまとめたアクションプランとはなんですか？

「アクションプラン」とは、ぜんそくの悪化を自覚したさいに、家庭で何を行うかをまとめた自己管理・行動計画書のことです。『アレルギー総合ガイドライン』において、医師は個々の患者に対して具体的な指示を書いたアクションプランを渡すことが推奨されています。医療機関によって違いがありますが、上に一例を紹介します。（清益功浩）

アクションプラン（ぜんそく行動計画書）

名前

医療機関・診療科　　　担当医師

グリーンゾーン（安全）

①～④のすべてが当てはまる

①症状がほとんどない
（苦しくない／せきがない）
②問題なく日常活動できる
③問題なく眠ることができる
④（　　　）≦ピークフロー値

➡ 長期管理薬を毎日、使用する

長期管理薬	使用方法
コメント	

イエローゾーン（要注意）

①～⑤のいずれかが当てはまる

①セキ込みが強い
②少しゼーゼーしている
③少し息が苦しい
④日常活動や睡眠に障害が出る
⑤（　　　）<ピークフロー値<（　　　）

➡ 発作が起きたら発作治療薬を使用する
症状の改善がなければ医療機関を受診

発作治療薬※	使用方法
コメント	

※医師から指示のある場合は、シムビコート®を追加吸入する

レッドゾーン（要警戒）

※安静時にもぜんそくの症状があり、
日常活動にも支障を来たす
※ピークフロー値≦（　　　）

➡ 発作治療薬を使用しながら
ただちに医療機関を受診

発作治療薬※	使用方法
コメント	

※医師から指示のある場合は、シムビコート®を追加吸入する

Q 80 大発作・中発作・小発作の違いはなんですか？

医療現場では、ぜんそくの発作の強度を5段階に分類し、発作時の治療ステップの目安としています。発作の強度は、主に呼吸困難の程度で判定。ほかの項目は参考程度とし、異なる発作強度の症状が混在する場合は、強いほうをとります。（松瀬厚人）

大発作	
高度	重篤
苦しくて動けない	呼吸が減弱 チアノーゼ 呼吸停止
困難	不能
歩行不能	体動不能
	錯乱、意識障害、失禁
60%未満	測定不能
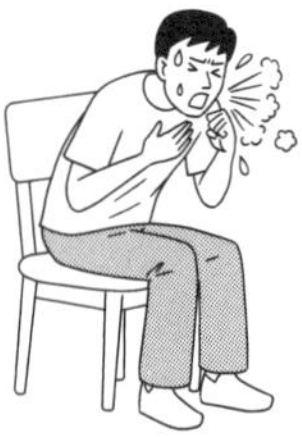	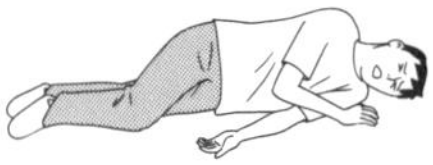
会話もできないほど苦しく、動くことができません。激しいセキや呼吸困難で前かがみになる「起座呼吸」になります。	呼吸が弱まり、血液中の酸素濃度が低下し唇や指先が紫色になったり、意識を失うこともあります。呼吸が停止することもあります。
発作治療ステップ3	発作治療ステップ4
救急外来 ・１時間以内に反応がなし ⇓ 入院治療 ・続けてステップ３を施行→悪化すれば、ステップ４を施行	・直ちに入院治療 ・ICU管理

ぜんそく発作の強度

	小発作		中発作
発作強度	ぜん鳴／ 胸苦しい	軽度	中等度
呼吸困難	急ぐと苦しい 動くと苦しい	苦しいが 横になれる	苦しくて動けない
会話	ほぼ普通	やや困難	かなり困難
歩行 （動作）	ほぼ普通	やや困難	かろうじて歩ける
その他			
ピーク フロー値	80%以上		60%以上80%未満
症状の ようす	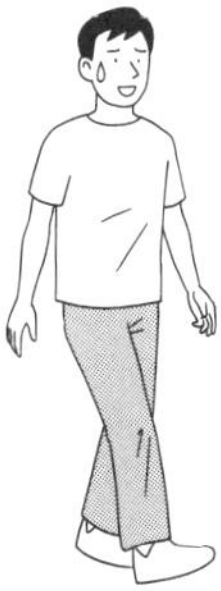	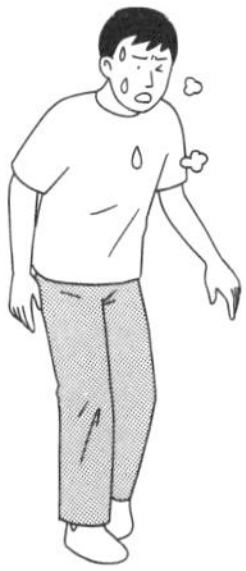	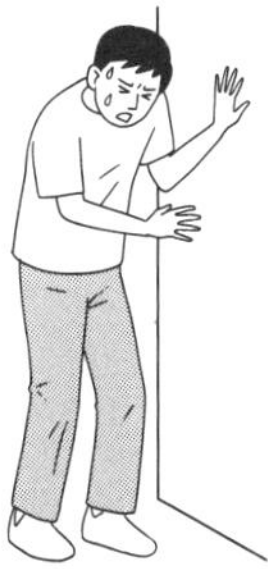
	ゼーゼー、ヒューヒューという軽いぜん鳴がして、息苦しさがあるものの、自力で動け、日常の行動に支障はありません。横になって休むことができます。		セキやぜん鳴がひどく、動けなくなります。体を横にすると息苦しさが増し、横になれません。会話や食事が難しくなり、歩くのもつらくなります。
発作治療 ステップ	**発作治療 ステップ1** ・医師による指導のもとで自宅治療		**発作治療 ステップ2** 救急外来 ・２～4時間で反応不十分 ・１～２時間で反応なし ⇓ 入院治療 ・発作治療ステップ３を施行

※『アレルギー総合ガイドライン』より改変

Q 81 どんな症状が現れたら救急車を呼ぶべきですか？

ぜんそくの発作は、ごく軽いものから命にかかわる重篤《じゅうとく》なものまで、程度に大きな差があります。重い症状の場合は、一刻も早く受診することが大切。**「重篤な症状があるとき」「大発作が起こったとき」は、迷わず救急車を呼んでください。**症状をどのくらい重いと感じるかには個人差があるので、迷ったときはQ80で解説した発作の強度や、ピークフロー値（Q72を参照）を参考にして判断するといいでしょう。

小発作や中発作と判断した場合には、発作止めの薬を使ってようすを見ますが、症状が改善しない、あるいは悪化するときは早めの受診が必要です。ようすを見ているうちに大きな発作に移行している場合もあり、強い呼吸困難によって意識を失うこともあります。**自力で行くのでは間に合わない恐れのあるときや、いつになく発作が重いと感じたときには、救急車を呼ぶことをためらわないでください。**

いざというときに慌てたり迷ったりしないですむように、どんな症状のときにどのような対処をすればいいのか、薬の使い方、受診の基準も含めて具体的な指示を書面（アクションプラン）でもらっておくといいでしょう（Q79を参照）。

（松瀬厚人）

発作が起きたときの対処法フローチャート

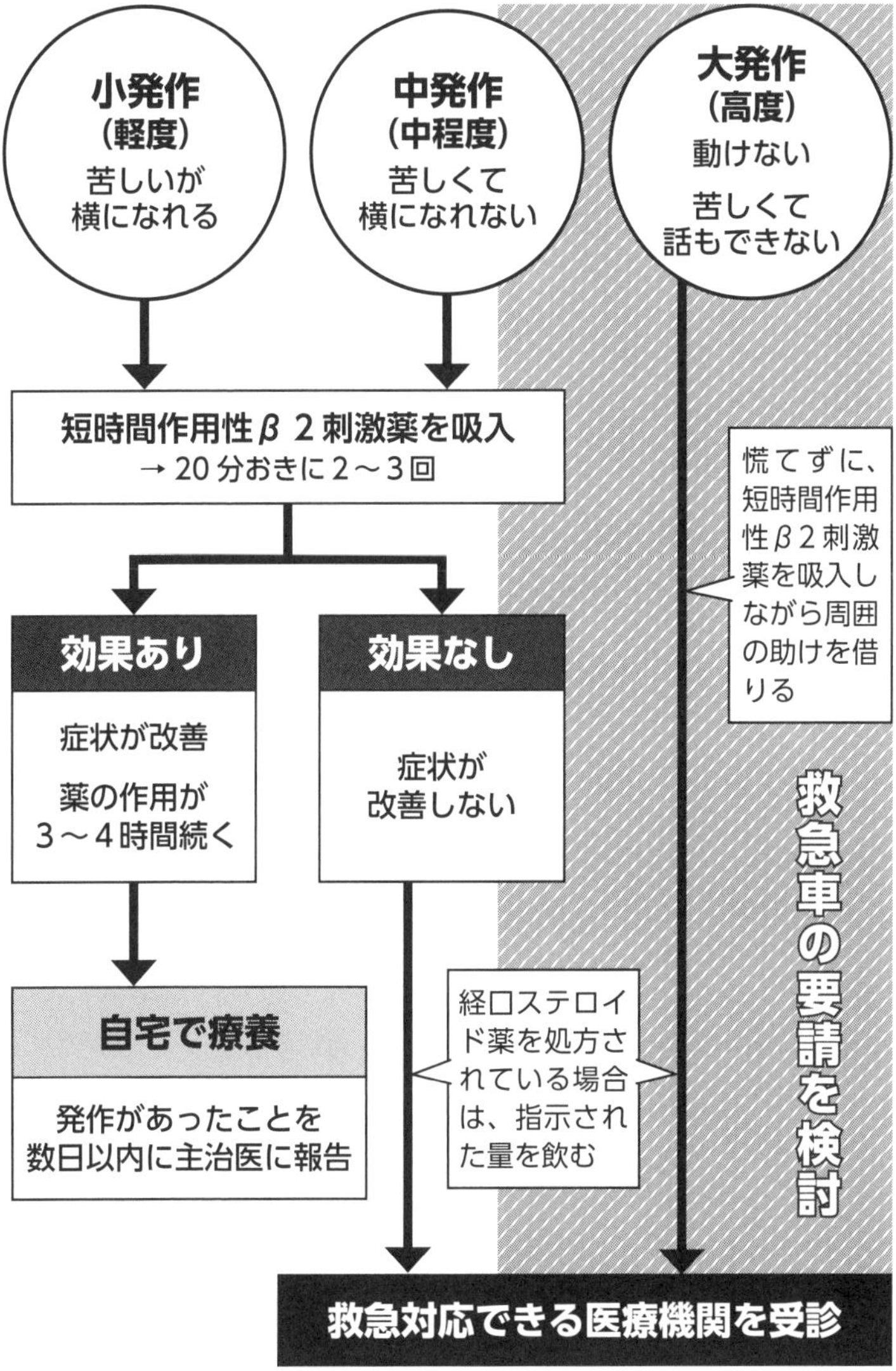
小発作
（軽度）
苦しいが
横になれる
中発作
（中程度）
苦しくて
横になれない
大発作
（高度）
動けない
苦しくて
話もできない
短時間作用性β２刺激薬を吸入
→20分おきに2～3回
慌てずに、短時間作用性β2刺激薬を吸入しながら周囲の助けを借りる
効果あり
症状が改善
薬の作用が
3～4時間続く
効果なし
症状が
改善しない
自宅で療養
発作があったことを
数日以内に主治医に報告
経口ステロイド薬を処方されている場合は、指示された量を飲む
救急車の要請を検討
救急対応できる医療機関を受診

Q 82

発作が起こったときに薬がなかったらどう対処すればいいですか？

らくな姿勢を取る

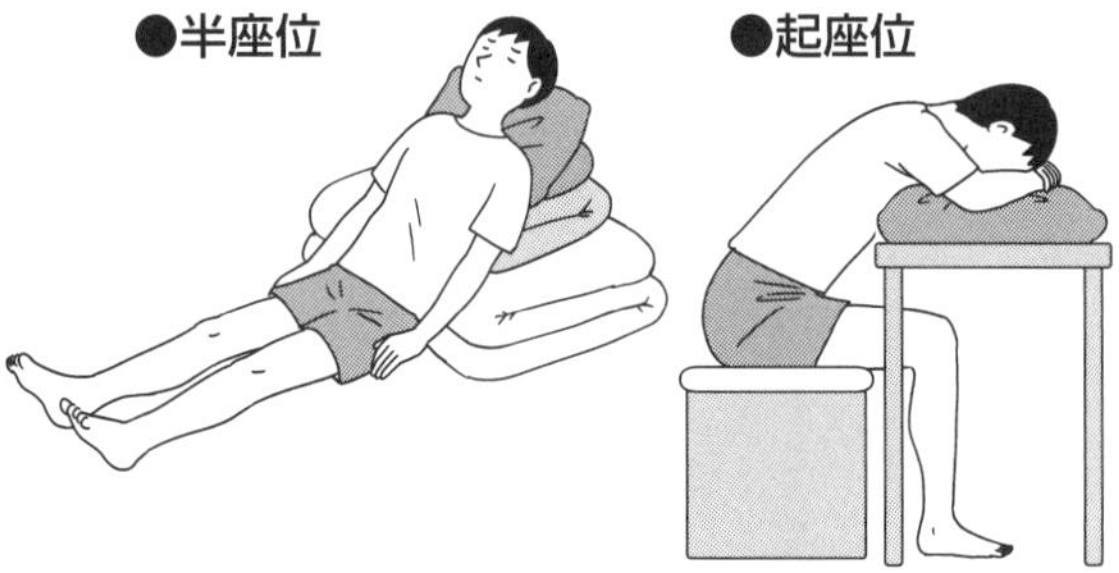

発作が起こってしまったとき、もし薬がなかった場合は、まずは安静にして、背もたれに寄りかかる「半座位」や、枕などを使用して前かがみになる「起座位」など本人にとって一番らくな姿勢を取ってください。腕を固定すると呼吸しやすくなり、体を前かがみにすると横隔膜が動きやすくなります。呼吸は、口すぼめ呼吸と腹式呼吸（Ｑ１０７を参照）を行います。口すぼめ呼吸は、鼻から息を吸って、すぼめた口から息を出す呼吸法で気道が広がり、息切れをらくにします。付き添いの人がいる場合は、呼吸を介助する方法があります。外側から呼吸を手助けすることで、息苦しさを和らげる効果があります。

（千住秀明）

発作時に薬がないときの対処法

口すぼめ呼吸

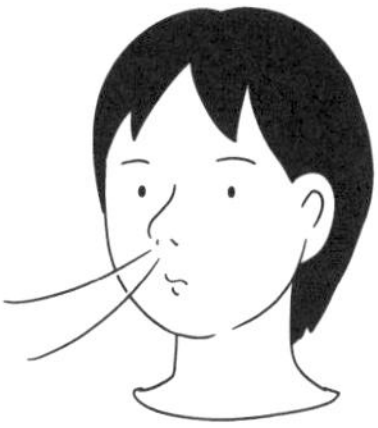

① 鼻から「1、2」とゆっくり息を吸う。

② すぼめた口から「3、4、5、6」とゆっくりと息を吐く。

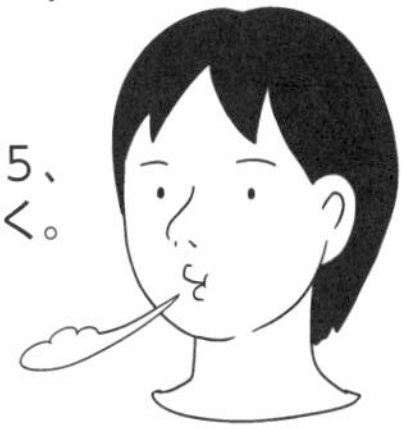

呼吸介助法（座って行う場合）

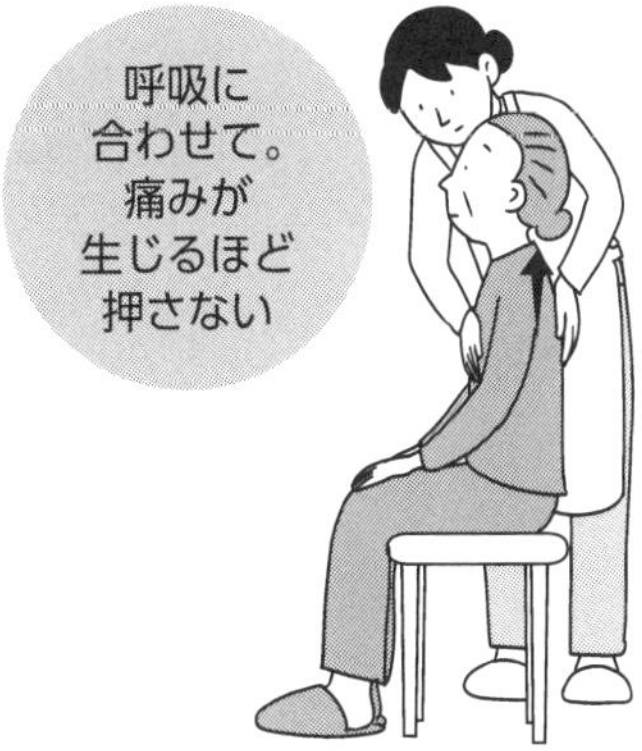

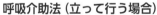

痛みが
生じるほど
押さない

① 介助する人の利き手を胸の前に、他方の手を背中に当てる。

② 呼吸に合わせて、息を吐くときに胸のほうの手で胸が動く方向に圧迫する。

呼吸介助法（立って行う場合）

① 腕を上げてひじを曲げ、壁に当てる。

② 介助する人は後方に立ち、両手をわきの下に当てる。

③ 呼吸に合わせて、息を吐くときに内側に向けて圧迫する。

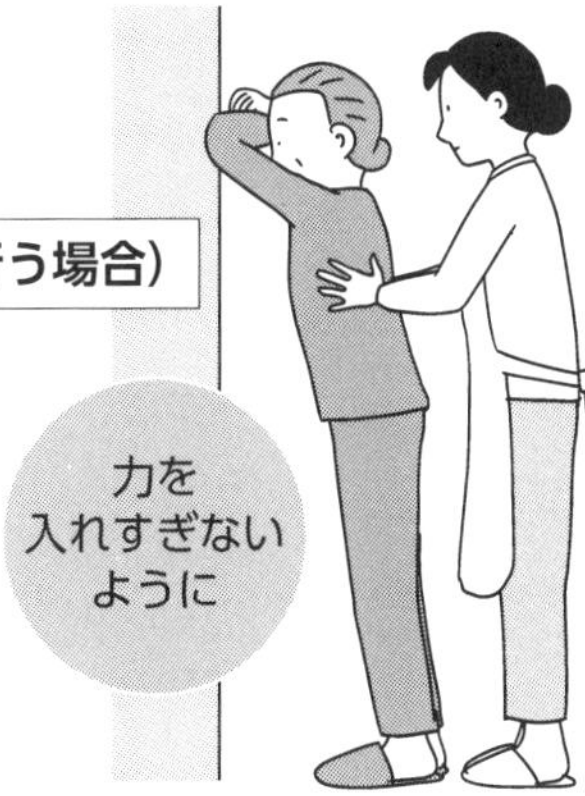

力を
入れすぎない
ように

Q83 子供のぜんそくの場合、どんな症状が現れたら救急外来を受診すべきですか？

以下の症状が現れたときは、強い発作のサインです。医師に指定されている発作治療薬を吸入または服用させ、直ちに医療機関を受診します。呼吸不全が起きている場合は、迷わず救急車を呼んでください。軽症・中等症（次ページの表を参照）の場合でも、対処を行ったうえで症状が改善しない、または悪化する場合は受診が必要です。（清益功浩）

強い発作のサイン

●唇や爪の色が白っぽい、もしくは青や紫色
●息を吸うときに小鼻が開く（鼻翼呼吸、Q84を参照）
●息を吸うときに胸がペコペコへこむ（陥没呼吸、Q84を参照）
●息を吸うよりも吐くときのほうが明らかに時間がかかる
●脈がとても速い　●会話ができない（話しかけても答えない）
●歩けない　●横になれない、眠れない　●過度に興奮する、暴れる
●ボーッとしている（目がうつろ、意識がハッキリしない）

子供のぜんそく発作「程度別対応法」

			小発作	中発作	大発作	呼吸不全
呼吸のしかたなど		ぜん鳴	軽度 子供の近くで聞こえる程度	明らか 50センチくらい離れても聞こえる	著明 遠くても聞こえる	減少または消失 呼吸不全をきたした場合、ぜん鳴は弱くなるので要注意
呼吸のしかたなど		陥没呼吸	なし～軽度 あっても のどの部分	明らか	著明	著明
呼吸のしかたなど		体勢	横になれる	座位を好む	前かがみになる 苦しくて 横になれない	
呼吸のしかたなど		チアノーゼ	なし	なし	なし～あり	あり
呼吸のしかたなど		呼吸数*	軽度増加	増加	増加	不定
呼吸のしかたなど	呼吸困難感	安静時	なし	あり	著明	著明
呼吸のしかたなど	呼吸困難感	歩行時	急ぐと 苦しい	歩行時著明	歩行困難	歩行不能
日常生活のようす		遊び	ふつう	少ししか 遊ばない	遊べない	遊べない
日常生活のようす		食事	ほぼふつうに 食べられる	少し 食べにくい	食べられない	食べられない
日常生活のようす		会話	文で話す	句で区切る	一語区切り	会話不能
日常生活のようす		睡眠	眠れる	ときどき 目を覚ます	障害される	
日常生活のようす	意識障害	興奮状況	平静	平静～ やや興奮	興奮	錯乱
日常生活のようす	意識障害	意識	清明	清明	やや低下	低下 目がうつろになり呼びかけても反応しない
その他						便尿失禁

小発作、中発作対応方法

①主治医に指示されている発作治療薬を使う（吸入、内服）
②本人にらくな姿勢を取らせる（前傾姿勢、後ろに寄りかかる姿勢）
③リラックスさせる
④本人ができる場合は、腹式呼吸でゆっくりと呼吸する

↓

15～30分経過しても改善しない、または悪化する場合は、医療機関を受診

大発作、呼吸不全対応方法

発作治療薬を使い（吸入、内服）、直ちに医療機関を受診

呼吸不全の場合は直ちに救急車を呼ぶ

*年齢別呼吸回数の目安（回／分）1～3歳：20～40、3～6歳：20～30、6～15歳：15～30

※『アレルギー総合ガイドライン』より改変

Q 84

赤ちゃんのぜんそく発作に気づくには何に注意すればいいですか？

赤ちゃんのぜんそくは、症状の進行が速く、脱水症状を起こしやすい傾向があります。そのうえ、赤ちゃんは自分で「苦しい」「つらい」などと訴えることができません。発作時に現れる症状は、基本的にはＱ83で解説した子供の場合と同様ですが、呼吸や日常のようすの変化を、よりいっそう見逃さないようにすることが重要です。

（清益功浩）

★赤ちゃんのぜんそく発作の見極め方

●抱かれているほうがらくなため、抱っこを好む　●寝ない、または眠れない

●機嫌が悪く、ミルクの飲みが悪い　●泣き叫んだり、暴れたりして興奮する

●苦しそうな表情を示し、ときにうめき声を上げる

●セキ込みが激しいときに嘔吐《おうと》する　●呼吸が速くなり、呼吸回数が多くなる

●ぜん鳴がする（極めて強い発作では、逆に弱くなることがある）

●陥没呼吸、肩呼吸、鼻翼呼吸などが現れる　●顔色が悪い。唇や指先が青くなる

赤ちゃんの発作強度の目安

小発作	ゼーゼー、ゼロゼロ、セキ込み、肋間に軽い陥没がある（陥没呼吸）
	呼吸数30～40回／分、脈拍数　100回／分程度
	ミルクや食事はほぼ普通にとれる、眠れる
中発作	ゼーゼー、ゼロゼロ、セキがひどくなる
	呼吸（40回／分以上）、脈（100～120回／分以上）が速くなる
	嘔吐する
	ミルクを飲みたがらない、食事はやや困難、ときどき目を覚ます
大発作	肩呼吸をする、呼吸が速くなる（40～50回/分以上、通常の２倍程度）
	小鼻がピクピクする（鼻翼呼吸）
	肋間が強く陥没する、呼吸困難が強度、言葉が途切れがちになる
	唇のまわりが青くなる（チアノーゼ）、苦しそうな表情、うめき声、冷や汗
	ミルクや食事をとれない、眠れない、暴れる、意識を失う

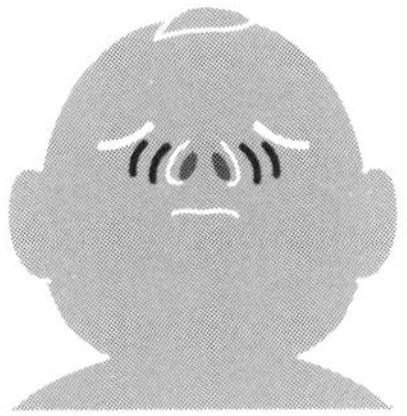

●鼻翼呼吸

息を吸うときに小鼻が開く。中発作から大発作へ移行するサイン。

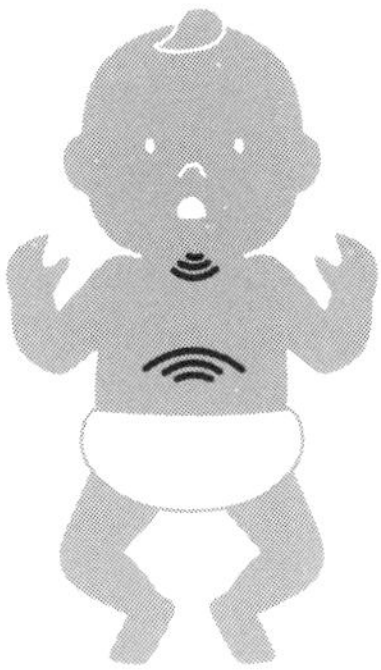

●陥没呼吸

息を吸うとき、胸の一部が陥没する。小発作から中発作へ悪化しはじめるとのどの下や鎖骨の上がへこむ。さらに悪化すると肋骨と肋骨の間も陥没する。

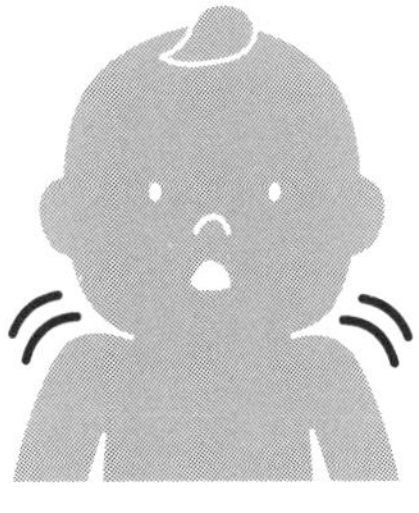

●肩呼吸

呼吸困難が強度になるとあらゆる呼吸筋を動員しようとする働きが起こり、肩を上下させて呼吸するようになる。

Q85 発作が起こったら即入院が必要ですか？

発作前の小さな変化をキャッチ

大人は……	⇒のどから胸にかけてムズムズする
	⇒のどや胸に違和感を感じる
	⇒空セキが出る
	⇒微熱が出る
	⇒鼻水やくしゃみが出る
	⇒ふだんより疲れを感じる
	⇒ピークフローの数値が急に落ちる
子供は……	⇒グズグズ、機嫌が悪い
	⇒落ち着きがなくなる
	⇒涙目になる

すぐに休んで薬を使う

前ぶれを感じたら、とにかく休息を取ることが大切

ぜんそくの発作が起こったとき、即入院となるわけではありません。軽い発作であれば、家庭において発作治療薬を使ってようすを見ます。薬の効果がない、発作の症状が強い場合には医療機関を受診します。医療機関での発作治療を行っても症状が改善しない、または悪化した場合に入院治療が検討されるのです。目安として大発作の場合は入院となることが多いですが、その基準については、Q69を参照してください。

大切なのは、症状をコントロールすること。発作予防薬を毎日続けるとともに、発作前の小さな変化をキャッチして、発作治療薬を早めに使い発作の勢いを和らげましょう。（松瀬厚人）

Q86 発作が起こってから気道の炎症が治まるまでどのくらい時間がかかりますか？

発作の症状が治まっても、気道の炎症状態がもとに戻るまでには、しばらく時間がかかります。

気道の炎症が回復するまでにかかる時間は、発作の程度によって変わってきます。具体的には、小発作であった場合は1～2週間、中発作の場合は2～3週間、大発作であれば1ヵ月ほどは炎症が治まらず、気道が過敏な状態になっています。

この期間はストレスをため込まないよう、できるだけゆったりした気分で過ごすようにしてください。

（足立　満）

炎症が治まるまでの期間

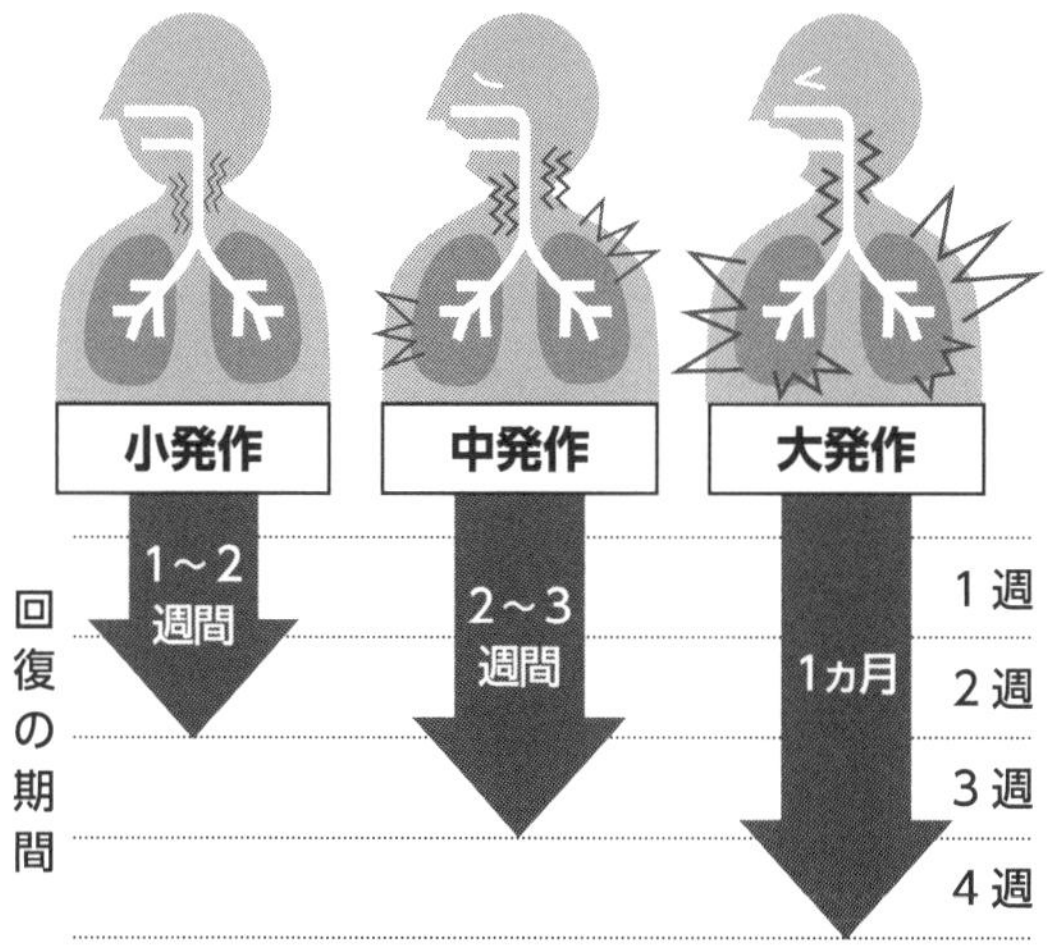

Q 87

発作を未然に防ぐには何に注意すればいいですか？

発作を防ぐためにやることチェックリスト

1 毎日欠かさず吸入しているか

薬を使用する時間をあらかじめ決めておきましょう。うがいとセットにしておくと忘れにくい。

2 正しく吸入できているか

薬の吸入のしかたが悪いと、十分に薬の効果が現れない。定期的に医療機関でチェックしてもらう。

3 吸入器をうまく扱えるか

難しくてうまく使用できないときは、医師に相談して薬を替えてもらうことも可能。正しく使用することが大切。

4 薬の使用に不安や疑問はないか

副作用が不安で使用しないでいると、ぜんそくは悪化する一方。医師と十分に相談し、納得したうえで治療を受けましょう。

発作を未然に防ぐには、日ごろのぜんそくの管理にかかっています。

管理がうまくいっていない人の中には、医師からの指示を守れていない人もいます。最近は調子がいいからといって、薬の減量や中止を自己判断で行うのは、症状悪化のもとです。長期管理薬は、決められた量を毎日定期的に吸入しなければ、期待した効果が得られません。

ぜんそくを上手にコントロールするためには、上のチェックリストに注意して、治療に取り組みましょう。（足立　満）

第7章

ＣＯＰＤ（慢性閉塞性肺疾患）についての疑問７

Q 88 「COPD（慢性閉塞性肺疾患）」とはどんな病気ですか？

「ＣＯＰＤ《シーオーピーディー》（慢性閉塞《へいそく》性肺疾患《しっかん》）」とは、タバコの煙などを長期間吸うことによって、肺の構造が破壊された病気で、「慢性気管支炎」や「肺気腫《しゅ》」を含めた疾患の総称です。

ＣＯＰＤの症状は、セキやたんが続く、運動時の呼吸困難や息切れ、「ゼーゼー」「ヒューヒュー」というぜん鳴、カゼをよく引くようになるなど、ぜんそくとの類似点が多く、鑑別するのが難しいという特徴があります。

ＣＯＰＤの患者数は全世界で２億人、年間死亡者は３００万人と推定されており、世界的に患者の数が増加傾向にあり、死亡率も増加の一途をたどっています。

これは日本も例外ではありません。厚生労働省が行った調査によると、２０１９年のＣＯＰＤの死亡者数は１万７８３６人で、日本人の死亡原因の順位では男性が高く、第８位となっています。しかし、推定で約５３０万人の患者がいると推定されながら、治療を受けているのは約20万人に留まっています。日本ではまず、ＣＯＰＤの認知率を高め、知識を普及させることが課題となっています。

（奥仲哲弥）

Q 89 どんな人がＣＯＰＤになりやすいのですか？

ＣＯＰＤ《シーオーピーディー》（慢性閉塞《へいそく》性肺疾患《しっかん》）は、喫煙が発症の最大のリスク因子となっており、「タバコ病」とも呼ばれる生活習慣病の一つです。

日本におけるＣＯＰＤ患者は、90％以上が喫煙者であるといわれています。タバコの煙に含まれるニコチン、タール、一酸化炭素などの有害物質を長期間にわたって吸入したことで気道や肺が傷つき、炎症を起こしたり細胞が破壊されたりすることが発症の主な原因なのです。

ＣＯＰＤは、高齢者になればなるほど有病率が高くなります。２００１年に発表された大規模な疫学調査によると、日本人の40歳以上で８・６％、60歳代で12・２％、70歳以上になると17・４％という結果が報告されていますが、これも喫煙年数の長さによるものと考えられます。

日本におけるタバコの消費量は年々減少傾向にありますが、過去の長期間にわたる喫煙習慣が影響を及ぼしているのです。また、女性は重症化しやすいといわれており、受動喫煙だけでも発症のリスクがあるため注意が必要です。

（奥仲哲弥）

Q90 ぜんそくとCOPDの見分け方はありますか？

Q88でも解説しましたが、セキやたんが出る、息苦しい、ぜん鳴があるなど、ぜんそくによく似た症状が現れるCOPD《シーオーピーディー》（慢性閉塞《へいそく》性肺疾患《しっかん》）は、鑑別するのが非常に難しい病気です。そのうえで、両者の違いをあげてみましょう。

まずは、ぜんそくの発作が夜間や早朝などに起こりやすいのに対し、COPDによる呼吸困難は、日中、動いているときに起こります。

ぜんそくは安静時にも呼吸困難が起こるのに対し、COPDは重度にならないかぎり、安静にしているときには息苦しさを感じません。

ぜんそくは乳幼児から高齢者まで幅広い年齢層で見られますが、COPDは20年以上にわたる喫煙習慣を経て発症するため、中高年の人が多くなります。つまり、若くて喫煙習慣がない人は、ほぼぜんそくと考えていいでしょう。このように発症年齢にも違いがあるのです。

ぜんそくとCOPDの症状の類似点と相違点を次㌻の表にまとめたので、判別するさいの参考にしてください。

（奥仲哲弥）

ぜんそくとＣＯＰＤの症状の見分け方

		ぜんそく	COPD
主な特徴	長期間セキ・たんが続く	8週間以上	3週間以上
主な特徴	呼吸時にぜん鳴がある	ある	悪くなったとき（急性増悪時）に多い
主な特徴	階段や坂道で息切れがする	ある	ある
主な特徴	発作が起こりやすい時間	夜間か早朝	日中の動いているとき
その他の特徴	素因	アトピー素因	タバコ感受性
その他の特徴	発症年齢	小児～高齢まで	高齢
その他の特徴	喫煙	機能低下を誘発	主因
その他の特徴	発症様式	発作性、夜間・早朝	ゆっくりと、昼間
その他の特徴	主要症状	ぜん鳴を伴う呼吸困難	体動時の呼吸困難
その他の特徴	気道炎症	好酸球	好中球
その他の特徴	気流制限	あり、可逆性	常に FEV1.0%* <70%

＊1秒率。 深く息を吸って一気に吐き出した空気量に対し、最初の1秒間で吐き出した量（1秒量）の割合を示したもの。

※『日本内科学会雑誌』（2009;98:3033-3040）より改変

Q 91 ぜんそくの人はＣＯＰＤになりやすいとは本当ですか？

ぜんそくとＣＯＰＤ《シーオーピーディー》（慢性閉塞《へいそく》性肺疾患《しっかん》）の合併率は平均で約16％ですが、65歳以上になると約25％にまで上がります。**高齢者のぜんそくの患者さんの4人に1人が、ＣＯＰＤを合併していることになります。**

ぜんそくとＣＯＰＤは、それぞれ発症の原因やプロセスが全く異なりますが、相互に発症のリスク因子となっています。

一人の患者さんが、ぜんそくとＣＯＰＤを同時に抱えている状態を「**オーバーラップ症候群（重複症候群）**」といい、前述のとおり、特に高齢者に多く見られます。アメリカとイギリスで行われた大規模な疫学調査によると、50歳以上のＣＯＰＤの患者さんの約半数が、オーバーラップ症候群に該当すると報告されています。

このオーバーラップ症候群が見られると、それぞれの病気に単独でかかるよりも重症になりやすく、急速に悪化して呼吸困難になったり、場合によっては死亡につながったりすることもあり、近年、医療の現場で注目されています。

（奥仲哲弥）

Q92 ＣＯＰＤではどんな検査を行いますか？

ＣＯＰＤ《シーオーピーディー》（慢性閉塞《へいそく》性肺疾患《しっかん》）が疑われる患者さんに対する主な検査は、まずは基本的な問診、続いて呼吸機能検査と画像検査を行います。それぞれの検査内容は、以下のとおりです。

●問診

初診時の問診では、年齢は40歳以上であるか、喫煙習慣が10年以上あるか、坂道や階段を上ったときに息切れするか、３週間以上にわたってセキやたんが続いていないか――などについて質問し、診断に役立てます。患者さんは答えにつまってしまわないよう、あらかじめ自分の症状をまとめておくといいでしょう。

●呼吸機能検査

ぜんそくにおける呼吸機能検査（Ｑ38を参照）と同様に、スパイロメーターという測定器具を使用して肺機能のチェックを行います。

まずは、努力肺活量（ＦＶＣ）と１秒量（ＦＥＶ１）、１秒率（ＦＥＶ１／ＦＶＣ）をそれぞれ調べます。

その後、気管支拡張薬である短時間作用性β《ベータ》2刺激薬を吸入し、再度検査を行います。このとき、1秒率が70％未満であれば、「気流閉塞」（気流制限ともいう。息を素早く吐き出せない状態）と診断されます。

また、同性同年齢の健康な状態の人の1秒量と比較して数値がどのくらい低いのかを調べ、重症度の参考にします。

さらに、初回と2回めの測定値を比べ、β2刺激薬によって1秒量がどのくらい改善したかを調べ、ぜんそくの症状との鑑別を行います。

●画像検査

胸部Ｘ線検査や胸部ＣＴ検査によって、肺や気道に変化はないか、ほかの病気ではないかを調べます。

これらの検査や心電図、血液検査などの結果、以下の二つの条件を満たしていた場合、ＣＯＰＤと診断されます。

①気管支拡張薬投与後の呼吸機能検査で1秒率が70％未満であること。
②ほかの気流閉塞をきたしうる疾患を除外すること。

なお、次ページのチェック表にて、それぞれのグループで一つ以上チェックがついた人は、ＣＯＰＤの恐れがあるので、医師に相談しましょう。

（奥仲哲弥）

COPDチェック表

グループ1

①40歳以上ですか？ □

グループ2

①毎日、タバコを吸っていますか？　または今はやめていても、過去10年以上喫煙していたことがありますか？ □

②家庭や職場の空気環境に問題はありませんか？ □
・家族に喫煙者がいる
・交通量が多い場所に住んでいる
・仕事で化学物質を扱っている

グループ3

①セキやたんが出ていませんか？ □

②階段を上ったり、軽い運動をするときに、息切れしますか？ □
（同年代に比べて息切れしやすくないですか？）

③カゼを引きやすい、またはカゼが長引きやすいですか？ □

※『COPD good days呼吸チェック』グラクソ・スミスクライン（株）／
監修：東北大学医学部呼吸器内科教授 一ノ瀬正和 より改変

Q 93 呼吸機能の衰えを簡単にチェックする方法はありますか？

肺年齢チェック

- □ ①長めの階段を上がると息切れがする
- □ ②同世代の人よりも歩くのが遅い／息切れがする
- □ ③若いころから冬の朝にセキやたんが出やすい
- □ ④前かがみになると動悸や息切れがする
- □ ⑤タンがからんで一度で出し切れない
- □ ⑥20年以上タバコを吸っている／吸っていた
- □ ⑦寒い日や雨の日にセキが続けて出ることがある
- □ ⑧3週間以上セキが続けて出ることがある
- □ ⑨声がハスキーになった
- □ ⑩静かな場所でセキ払いしたくなる
- □ ⑪食事中にむせることがある
- □ ⑫飲み込む力が弱くなった

自分の呼吸機能を簡単に確認する方法としては、私が考案した「肺年齢チェック」（上の表を参照）がおすすめです。

12のチェック項目のうち、40代で3項目、50代で5項目以上該当する場合は、肺年齢が実年齢より高く、肺の老化が進んでいるといえるでしょう。当てはまる症状が一つでもあれば、肺からのSOSと考えてください。

なお、①～⑥の項目が該当する場合は、COPD《シーオーピーディー》（慢性閉塞《へいそく》性肺疾患《しっかん》）の可能性があります。また、⑦と⑧が該当する場合は、セキぜんそく（Q12を参照）の可能性があるので、それぞれ当てはまった人は医療機関を受診してください。

さらに、肺年齢が自分の目で確かめられる測定方法として、以下の二つを紹介します。ぜひ試してみてください。

①ティッシュ飛ばし

ティッシュペーパー1枚を丸めて手のひらに乗せ、口から20センチほど離して、ひと息で飛ばしてください。

飛距離が2メートル以上なら肺年齢は30～40代、1メートル前後なら60代になります。50センチ以下だった場合は、医療機関を受診してください。

②吹き矢チェック

ティッシュペーパー2枚を丸めて球を作ります。丸めたティッシュの端はセロハンテープで留めておいてください。それを使用済みのラップの芯《しん》の筒（長さ約30センチ）の中に入れて、吹き矢の要領で一気に吹き飛ばしてください。

40代なら男性は6メートル、女性は4メートル。60代なら男性は4メートル、女性は3メートルが目安で、2メートル飛ばなかった場合は注意が必要です。吹き矢チェックは、手のひらに乗せるティッシュ飛ばしよりも、より正確に測定できます。

（奥仲哲弥）

Q 94 COPDの治療法とその流れについて教えてください。

COPD《シーオーピーディー》（慢性閉塞《へいそく》性肺疾患《しっかん》）の治療は、病気の進行に応じて行います。その中には、禁煙や呼吸リハビリテーションなども含まれ、重症の場合は酸素吸入療法や換気補助療法、外科療法などを行うこともあります。

現在、COPDの主な治療法とされているのは薬物療法です。気道を広げて呼吸をらくにする「気管支拡張薬」が中心で、主に長時間作用性β《ベータ》2刺激薬、短時間作用性β2刺激薬、長時間作用性抗コリン薬、短時間作用性抗コリン薬が使用されています。

薬の種類としては経口薬や貼り薬もありますが、気管支のみに作用し、全身的な副作用が起こりにくいという理由から、主に吸入薬が用いられています。そのほか、夜間や夜明けのセキの発作を防ぐ効果のあるテオフィリン徐放製剤も使われます。

これらの薬は、それぞれ作用する働きや時間が異なるため、単剤ではなく、重症度に合わせて併用するのが一般的となっています。また、ぜんそくの患者さんの場合は、吸入ステロイド薬も併用します。

（奥仲哲弥）

第8章

ぜんそくがよくなる
食事や運動についての
疑問 18

Q95 ぜんそくの人の食生活で大切なことはなんですか？

Q30で解説されているとおり、ある特定の食品がアレルゲンとなり、呼吸器障害などの症状を起こす病気を食物アレルギーといいます。食物アレルギーはぜんそくと併発することが多く、ぜんそくの症状を悪化させるリスクを高める可能性があるので、**まずはアレルゲンが特定されたら、医師や栄養士の指導を受けたうえで、原因となる食品をさけるようにしましょう。**

食生活で大切なことは、**3食を規則正しく食べること**です。そのさいは食物繊維の多い食品を積極的にとり、温かいスープなどの水分も十分にとるようにしましょう。また、食べる量にも注意が必要です。食べすぎると、胃が横隔膜を圧迫し、ぜんそくを悪化させることがあります。腹八分めを心がけましょう。

各種スパイスの効いたカレー、唐辛子などの香辛料をたっぷりと使った辛い料理、冷たい、あるいは熱い食べ物、炭酸飲料なども気道を刺激するため、とりすぎないように気をつけてください。

（足立　満）

Q 96

コーヒーがぜんそくにいいといわれますが、本当ですか？

コーヒーに含まれている「カフェイン」には、気管支拡張効果があることが知られており、カフェインを摂取した4時間後までその効果が続くと報告されています。

しかし、ぜんそくの症状を改善するかどうかについては、エビデンス（科学的根拠）の不足によって定かになっていません。ぜんそくの症状を改善させるためには、大量のカフェイン摂取が必要です。それによる有害な作用が問題となる可能性があるため、今後のさらなる試験・研究が必要とされています。

（清益功浩）

カフェインを多く含む飲料

	カフェイン含有量（浸出液100ミリリットル中）	浸出方法など
コーヒー	60ミリグラム	コーヒー粉末10グラム／熱湯150ミリリットル
インスタントコーヒー	60ミリグラム	インスタントコーヒー（顆粒）2グラム／熱湯140ミリリットル
玉露	160ミリグラム	茶葉10グラム／60℃の湯60ミリリットル：2.5分
紅茶	30ミリグラム	茶葉5グラム／熱湯360ミリリットル：1.5〜4分
煎茶	20ミリグラム	茶葉10グラム／90℃の湯430ミリリットル：1分
ウーロン茶	20ミリグラム	茶葉15グラム／90℃の湯650ミリリットル：0.5分
ほうじ茶	20ミリグラム	茶葉15グラム／90℃の湯650ミリリットル：0.5分
番茶	10ミリグラム	茶葉15グラム／90℃の湯650ミリリットル：0.5分
コーラ飲料	10〜13ミリグラム	製品によって異なる

Q97 ビタミンDはぜんそくに効果がありますか?

最近の研究によって、血液中ビタミンＤの濃度の低下が、ぜんそくの症状を悪化させることがわかってきました。このビタミンＤをサプリメントなどで補給することで、ぜんそくの上気道感染症のリスクが減少する可能性があることも示唆《しさ》されており、注目されています。

２０１６年にヨーロッパの呼吸器学会で発表された報告では、主に軽症、中等症のぜんそく患者を対象とした臨床試験のメタ解析（複数の研究の結果を総合し、より高い見地から分析すること）から、標準治療に加えて、**ビタミンDサプリメントを服用することで、ぜんそくの増悪リスクが有意に低下することが示されました。**

ただし、サプリメントによる肺機能やぜんそく症状の有意な改善は見られなかったこと、試験の解析対象が少ないこと、対象として重症患者や小児患者が少なかったこと、すべてのぜんそく患者に有効なのか、血中ビタミンＤの値が低い患者にのみ有効なのかが示されていないことが指摘されました。**ビタミンDがぜんそくに有効かどうかは、今後の臨床試験で検証する必要がある**でしょう。

（清益功浩）

Q98 セキを鎮める食品にはどんなものがありますか？

セキを鎮める主な食品

	期待できる効果	とり方の例など
レンコン	炎症を抑え、セキを鎮めたんを抑える	すりおろしてしぼり汁を飲む。特に節の部分が効くとされる。
ダイコン	消炎作用が知られており、のどのはれ、セキを鎮めたんを抑える	ダイコンおろしに、おろしショウガを加えて熱湯を注ぐ。レモンやハチミツを加えると飲みやすくなる。
長ネギ	セキやたんを鎮め、カゼの発熱にも有効	千切りにして日本酒、水を加え10分ほど煎じて飲む。外用として、5㌢ほどに切ってから焼き、冷ましてから縦切りにしたネギをガーゼなどに包みのどに当てる。
ナシ	解熱作用がある。のどや肺の炎症を抑え、セキを鎮める	すりおろしてしぼり汁を飲む。または丸ごと黒焼きにしてからすりつぶして食べる。
シソ（葉・実）	鎮静、鎮痛、セキ止め作用があるとされる	ショウガを加え煎じて飲む。シソ梅干しのシソの葉を使っても可。
ショウガ	発汗作用があり、体が温まることでセキを鎮める	すりおろして熱湯を注ぎ、好みでレモンやハチミツを加えて飲む。
キンカン	のどの痛み、セキを鎮める	ジャムのように煮たものに、熱湯を注いで飲む。

医学的証明は難しいのですが、民間療法でセキを鎮める効果があるとされる食品と、飲み方や食べ方の例を紹介します。効きめについては個人差が大きいので、必ずしも効果があるとはいい切れませんが、身近な対策として参考にしてください。

上の表のほかにもセキを鎮める食品として、乾いたセキには、ハチミツ、白キクラゲ、ユリ根、ビワの葉など、湿ったセキには、陳皮《ちんぴ》（ミカンの皮を干した物）、ユズ、ギンナン、クルミなどがあります。

（清益功浩）

Q 99 地中海食がぜんそくにいいと聞きましたが本当ですか？

地中海沿岸部の伝統料理「地中海食」は、野菜、豆類、果物、オリーブオイルを豊富に使用し、肉や乳製品よりも魚を多く使うことが特徴です。２０１８年に「地中海食と良質な脂肪が豊富に含まれる魚を合わせて摂取すると、小児ぜんそくの症状が改善する」と発表され、話題になりました。研究チームは、ギリシャ・アテネに住む5～12歳の軽症ぜんそく児男女64人を対象に、高脂肪（１５０グラム以上）の魚＋地中海食を週2回摂取するA群と、通常どおりの食事をするB群に分け、6ヵ月後に呼気NO《エヌオー》検査（吐く息の一酸化窒素《ちつそ》＝NOの濃度を調べる）の結果を分析。A群では、明らかなNO濃度の低下が見られ、気管支の炎症が軽減していたが、B群にはそのような変化は見られなかったと報告しています。**サケやマス、イワシといった脂肪が多い魚には、炎症を抑え免疫をコントロールする「オメガ―3脂肪酸」が多く含まれています。**「地中海食はぜんそくに有効」というにはエビデンス（科学的根拠）が不足していますが、「地中海食はバランスのいい健康的な食事」とはいえるでしょう。（清益功浩）

Q100 お酒はぜんそくを悪化させますか？

ぜんそくはアルコールによって誘発され、症状が悪化することがあります。これを「アルコール誘発ぜんそく」と呼びます。

もともと日本人は、アルコール誘発ぜんそくを起こしやすいといわれてきました。お酒を飲むと、肝臓で分解されたアルコールはアセトアルデヒドという有害物質となり、さらに酵素によって分解されて、体外に排出されるというしくみになっていますが、日本人にはこの分解酵素の働きが弱い人が多いとされているのです。

アセトアルデヒドには、マスト細胞からのヒスタミンの放出を促進し、空気の通り道である気道の粘膜を収縮させる働きがあります。また、ビールなどに含まれる特定の成分や、アルコールそのものがアレルゲンとなって、ぜんそくを引き起こすというケースもあるのです。

一般には、約６割の患者さんが飲酒によって症状が悪化するといわれています。お酒が弱い人はもちろん、強いと自負している人も、飲みすぎには注意しましょう。なお、「ワインぜんそく」については、Ｑ１０１でくわしく説明します。

（足立　満）

Q 101 保存料や着色料で発作が起こるとは本当ですか？

アスピリンぜんそく（Q26を参照）がある人は、食品中の保存料や着色料が発作の**誘因になることがあります**。例えば、マーガリン、清涼飲料水、シロップ、しょうゆ、キャビアなどの保存料である「**安息香酸ナトリウム**」、アメ、チーズ、バター、アイスクリーム、シャーベット、パイなどの着色料である「**食用黄色4号**（タートラジン）」によって発作が誘発されることがあります。ほかに、「**食用黄色5号**（サンセットイエローＦＣＦ）」、「**食用赤色2号**（アマランス）」の着色料や「パラベン」などの防腐剤で発作が誘発されることがあるので、**注意が必要な食品添加物を医師に確認し、インスタント食品や加工食品を買うさいには、成分表示をよくチェック**しましょう。

アスピリンぜんそく以外の人でも、ワインの酸化防止剤として使われる「**亜硫酸塩・重亜硫酸塩**」には注意が必要です。亜硫酸塩が頭痛や胃痛などのアレルギー症状を引き起こすことがあり、ぜんそくの人は、少量の摂取でも発作を誘発することがあるため「**ワインぜんそく**」とも呼ばれています。ワインのほか、ビールにも含まれていることがあるので、成分表示を確認しましょう。

（清益功浩）

Q 102 タケノコなどの食品はぜんそくによくないと聞きました。なぜですか？

タケノコなど、アレルギーのような症状を起こす食品には、ヒスタミンやコリンといった気道を収縮させる作用のある成分が多く含まれています。そのため、ぜんそくの人は食べすぎに注意し、調子の悪いときにはさけたほうがいいでしょう。

また、刺激物にも注意が必要です。**トウガラシの主成分である「カプサイシン」は、セキの受容体を刺激してセキを誘発します。**ほかにも、香辛料や酢、炭酸飲料、熱い麺《めん》類、氷、冷たい牛乳などは、気道を刺激してセキを誘発することがあります。

ただし、個人差が大きいため、必ずしもセキが出やすくなったり、ぜんそくを悪化させたりするわけではありません。あくまでも一つの目安です。食物アレルギーのない人は、特に食べてはいけないものはありません。ぜんそくだからといって気にしすぎず、健康的なバランスの取れた食事をとることが何よりも大切です。

なお、食べすぎると胃が横隔膜を押し上げ、息苦しさを招きます。さらに、肥満はぜんそくを悪化させます。「腹八分め」を心がけましょう。

（清益功浩）

ぜんそくのNG食品

●ヒスタミンやコリンを多く含むもの

タケノコ、ナス、ホウレンソウ、ヤマイモ、サトイモなど

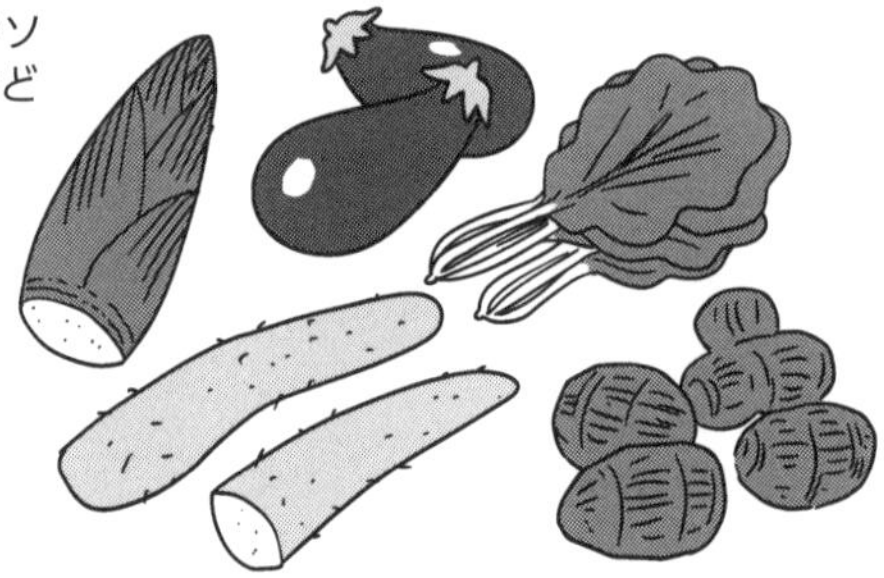

●刺激が強いもの

トウガラシ、カレー粉、酢、炭酸飲料、熱い麺類、氷、冷たい牛乳など

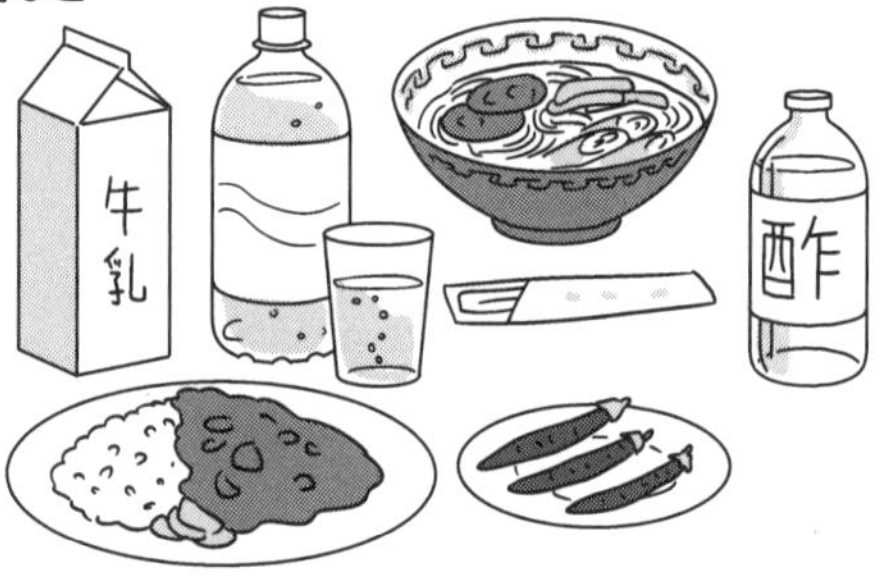

●食品添加物を多く含むもの

清涼飲料水、アメ、ハム、ベーコン、ソーセージ、漬物、つくだ煮、インスタント麺、スナック菓子など

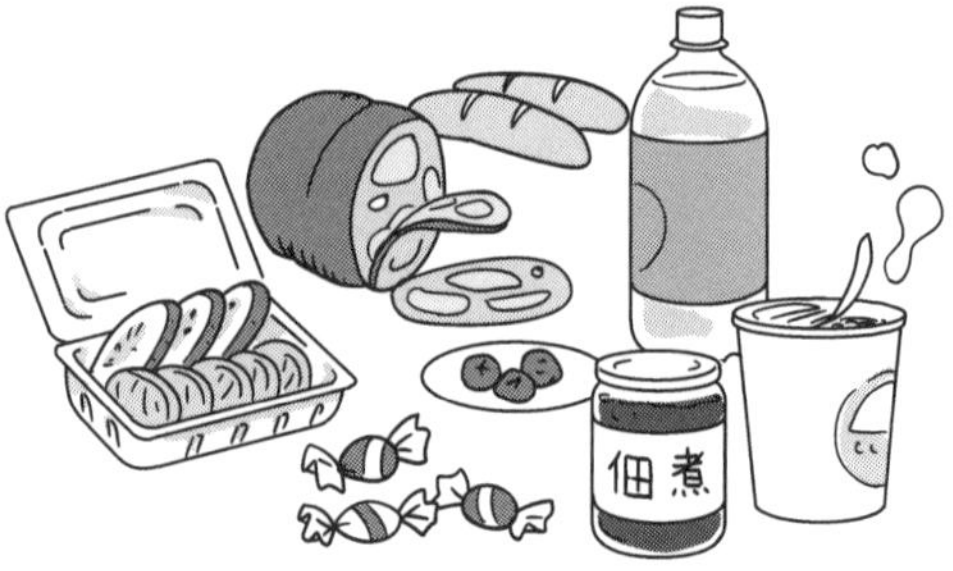

Q103 ぜんそくでも運動を行ったほうがいいですか？

すでにQ25でも述べましたが、激しい運動をきっかけにして、一時的にセキやぜん鳴、呼吸困難といったぜんそくの発作症状が起きる現象を「運動誘発ぜんそく」といいます。

ぜんそくの患者さんの中には、この運動誘発ぜんそくの発症を恐れて、運動全般を敬遠する人がいますが、**ガイドラインに沿った薬物療法によってしっかり症状がコントロールされていれば、ぜんそくを持っていても、健康な人と同じようにスポーツを楽しむことはできます。**

運動は心肺機能を高め、筋力アップやストレス解消にもなり、ぜんそくの発作を予防する効果が期待できるのです。また、非アトピー型ぜんそくのリスク因子の一つである肥満の解消にも役立ちます。**むしろ、ぜんそくのある人こそ、適度な運動を生活の中に積極的に取り入れていったほうがいいでしょう。**

なお、運動を始めるさいは、Q１１２で紹介する注意事項を事前に確認し、医師に相談したうえで慎重に行いましょう。

（足立　満）

Q 104 ぜんそくにいい運動はありますか？

ぜんそくにいい運動

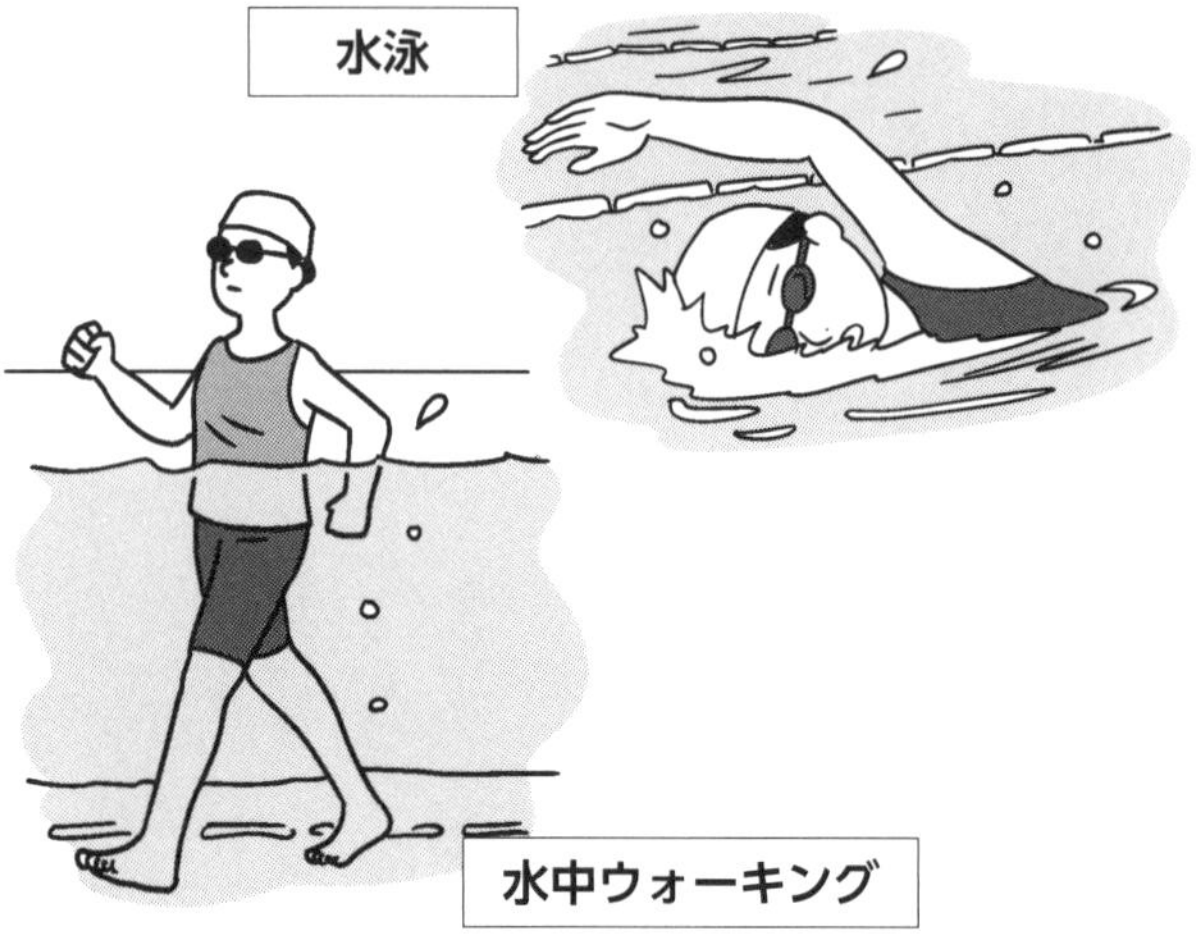

ぜんそくにいい運動として、水泳があげられます。特に屋内プールでの水泳は、室温も水温も一定に保たれ、湿度も高いため、気道を刺激する乾燥・低温とは無縁であり、ホコリが少ないという点でもおすすめです。

また、自分の体力やその日の体調に合わせて、泳ぐ距離やスピードを変えることができるので、自分のペースで進められるというのも大きなポイントです。しっかり運動をするならクロール、ゆったりするなら平泳ぎ、疲れてきたら水中ウォーキングと、自分で強度を調整しながら1日のメニューを組み立てるといいでしょう。（足立　満）

Q 105 発作を招きやすい運動はありますか？

運動誘発ぜんそくを起こしやすい運動

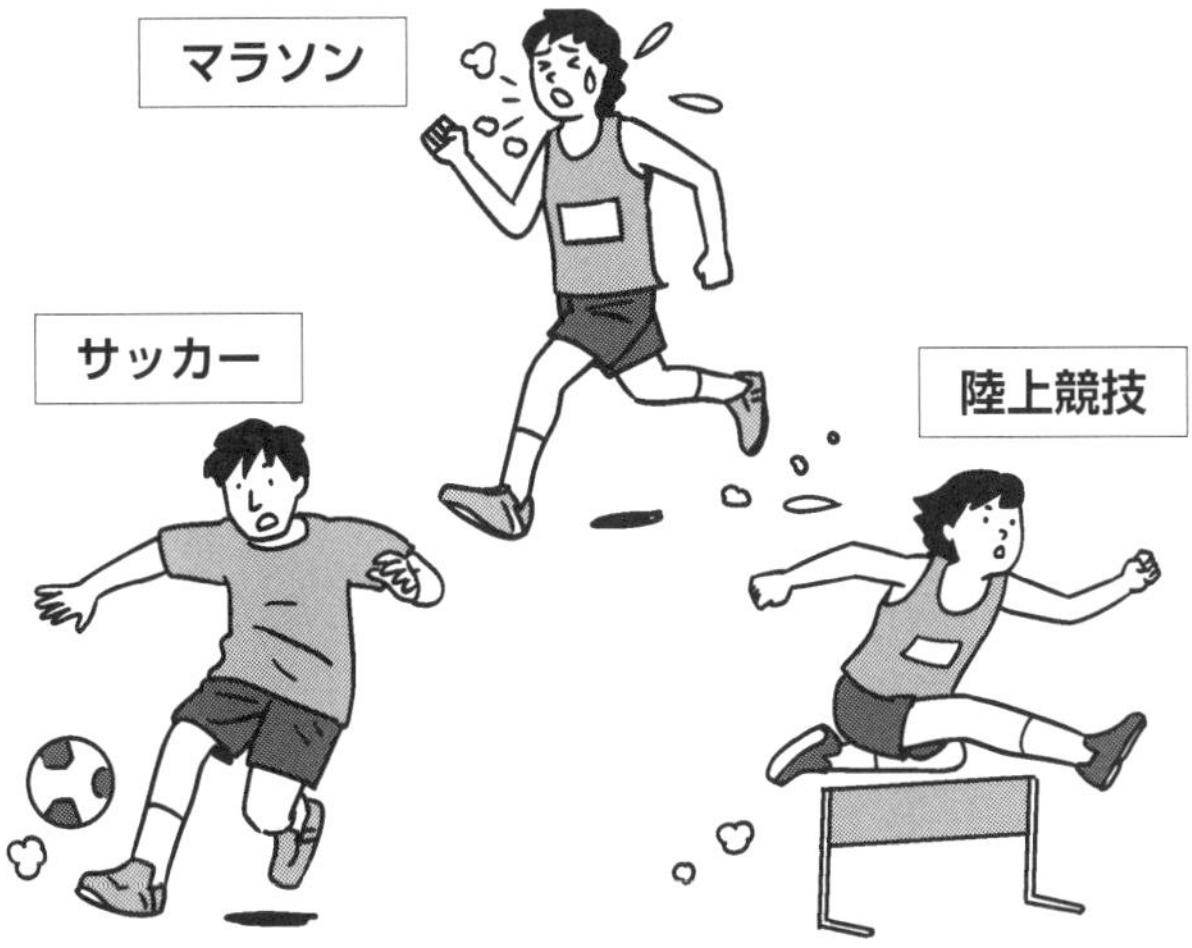

運動誘発ぜんそく（Q25を参照）は、空気が冷たく乾燥しているときなど、湿気や気温など環境にも影響されますが、**激しく長時間持続する運動によって起こりやすいといわれています。**具体的には、陸上競技やサッカー、ラグビー、バスケットボールなどがあげられ、中でも特に長距離を走りつづけるマラソンが発作を招きやすいとされています。

　こうしたことから、運動誘発ぜんそくの症状を持っている人は、まずはQ１０４であげた水泳などから少しずつ始めていくのがいいでしょう。

（足立　満）

Q 106 呼吸力を強める呼吸法を教えてください。

呼吸や飲み込む力の衰えを感じるようになったら、まずは呼吸力を改善するための**「よこぶえ呼吸」**（左㌻の図を参照）からマスターしていきましょう。**「よこぶえ呼吸」とは、イスや床に座り、リラックスした状態で口から息を深く吐き、鼻から息を吸う、をくり返すことで、気道の圧力が高まり、細くなっている気管支が広がって、空気の出し入れがスムーズになるという呼吸法です。**

やり方は簡単です。口をやや横に広げ、唇を薄く開いて、よこぶえを吹くようにゆっくりと息を吐きます。**吐き切ったと思ったところから、さらにもう一段階吐き、肺の中に残っている空気を全て吐き切る——それが一番の重要なポイントになります。**そのさい、10～15秒かけて吐き切るのが理想的です。

次に、5～6秒くらいかけて鼻から息を吸い込みます。息を吐く段階で、すべて息を吐き切っていれば自然と空気を肺に送り込むことができるので、慌てずにゆっくり行いましょう。この「吐く、吸う」5回を1セットとして、1日5セット行うことで横隔膜の動きが活発化し、自然と腹筋も鍛えられ、二重の効果が得られます。（奥仲哲弥）

呼吸力を強める「よこぶえ呼吸」

① 口をやや横に広げ、薄く唇を開いたら、10 ～ 15 秒かけてゆっくり息を吐く。吐き切ったところから、さらに吐き、すべて吐き切る。

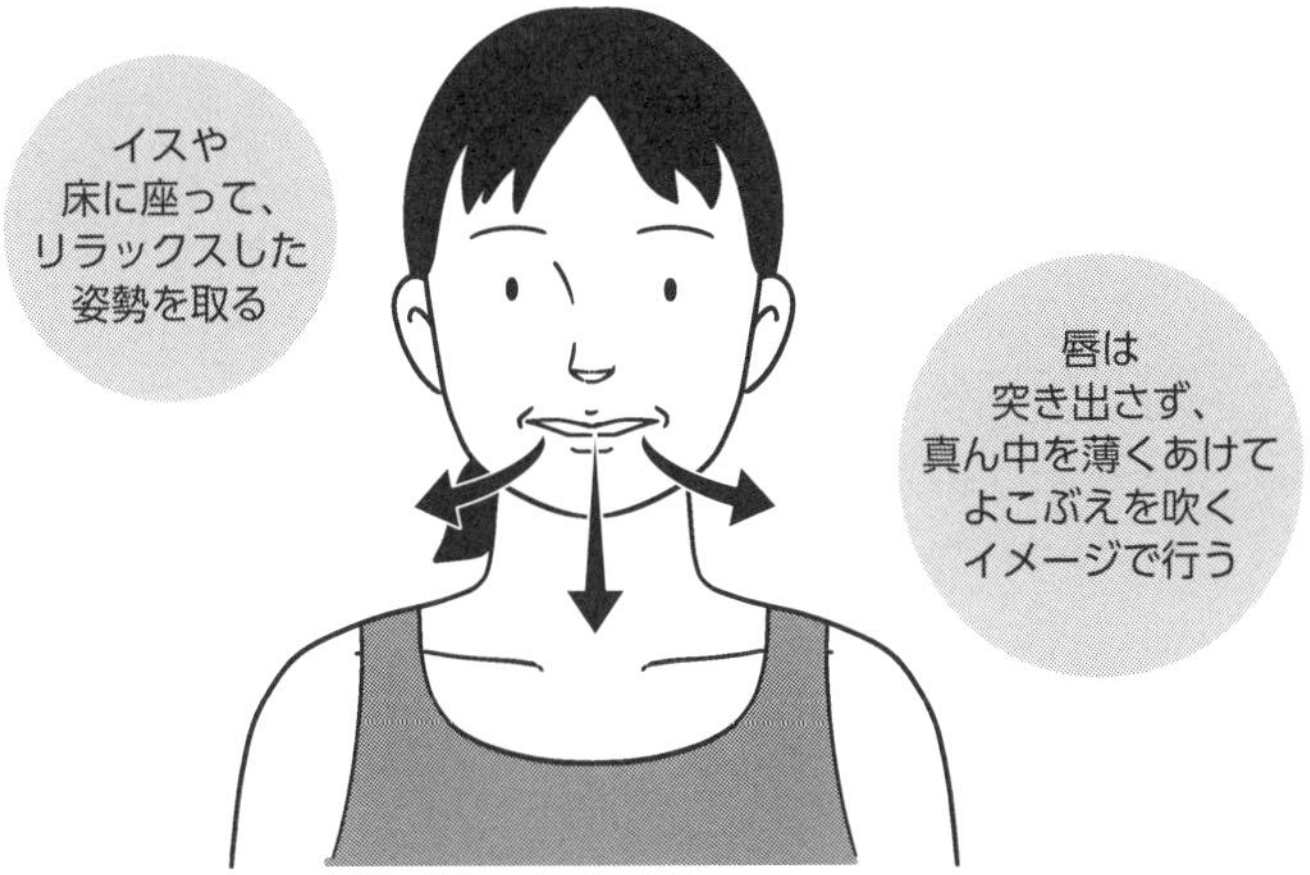
イスや
床に座って、
リラックスした
姿勢を取る
唇は
突き出さず、
真ん中を薄くあけて
よこぶえを吹く
イメージで行う

② 息を吐き切ったら、今度は 5 ～ 6 秒かけて鼻からゆっくり空気を吸い込む。

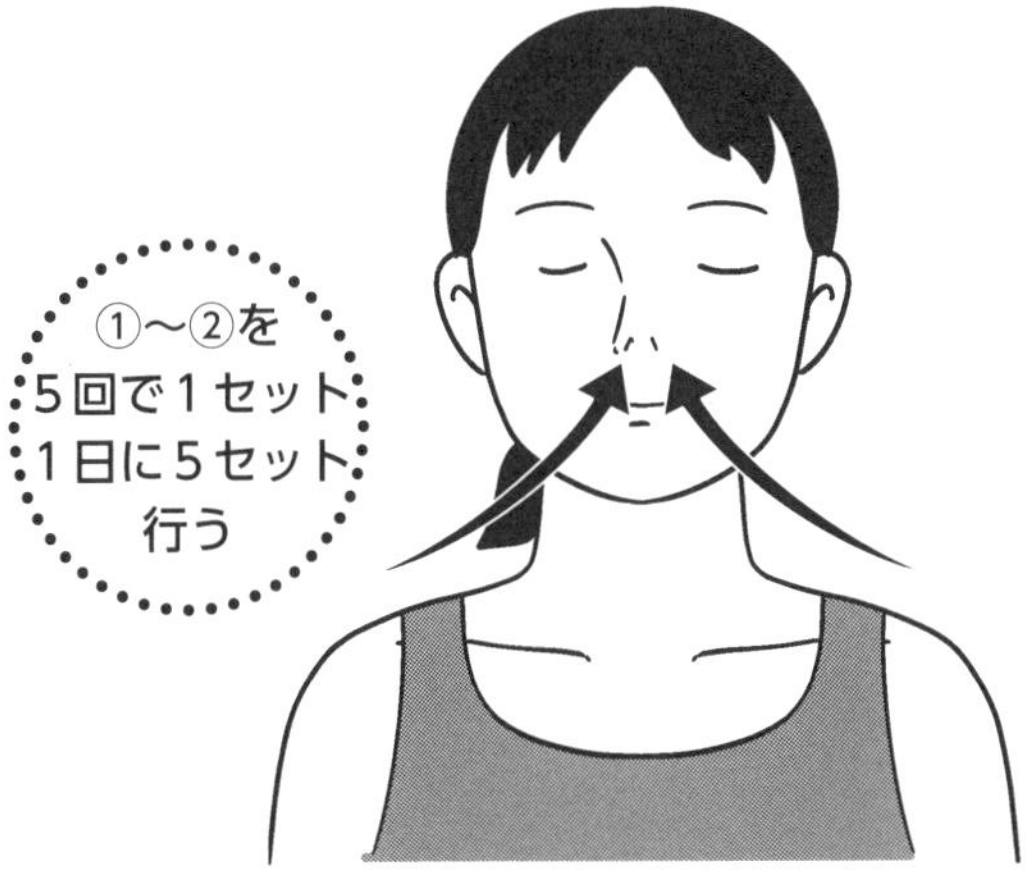
①～②を
5 回で 1 セット
1 日に 5 セット
行う

Q 107

呼吸筋を鍛えるにはどうしたらいいですか？

膜状の筋肉である横隔膜は、トレーニングで鍛えることができます。まずは、横隔膜を使う呼吸法「腹式呼吸」を正しくマスターしましょう。腹式呼吸は、口すぼめ呼吸（Q82を参照）で行います。この二つを併用することで、たくさんの空気を肺の中に取り入れることができます。

腹式呼吸は、深呼吸ではありません。深く吸わず、ふつうの呼吸で「横隔膜を大きく動かす」ことを意識してください。

慣れてきたら、おなかの上に本や市販の塩の袋などを置いて負荷をかけます。最初は1日に10回、次は20回と徐々に増やし、1日30回できるようにしましょう。1日に30回できるようになったら、負荷をかける重さを変えてみてください。500グラムぐらいから始めて、1週間に500グラムずつ増やしていき、1カ月で2キロ、2カ月で3キロを目標にしてください。

効率のいい呼吸法を身につけることで、今まで息切れのためにできなかった動作が、徐々にできるようになります。

（千住秀明）

腹式呼吸

① あおむけになり、手を胸とおなかに置く

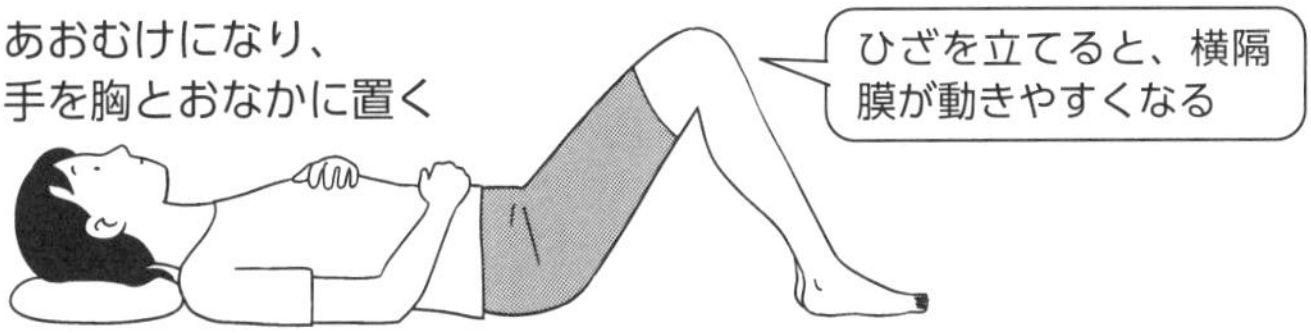

ひざを立てると、横隔膜が動きやすくなる

② 鼻から息を吸い込み、おなかがふくらむのを手で確認する

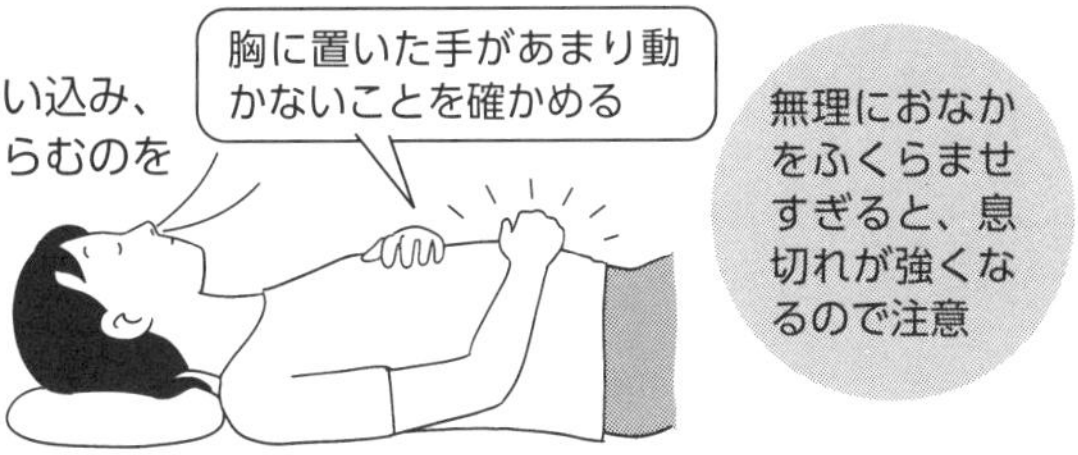

胸に置いた手があまり動かないことを確かめる
無理におなかをふくらませすぎると、息切れが強くなるので注意

③ おなかの力を抜いて口をすぼめ、ゆっくり息を吐く

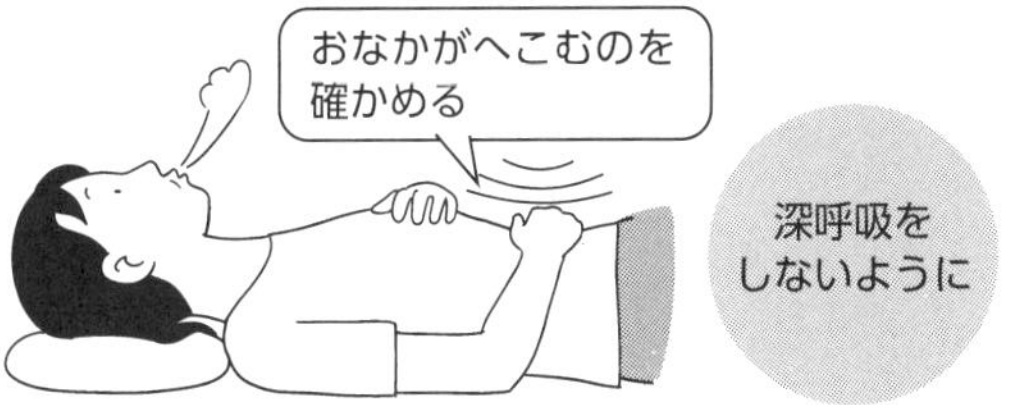

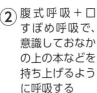

おなかがへこむのを確かめる
深呼吸をしないように

※あおむけでできるようになったら、座位、立位でも実践する。

横隔膜トレーニング

① おなかの上に、少し重い本や塩の袋などを乗せる

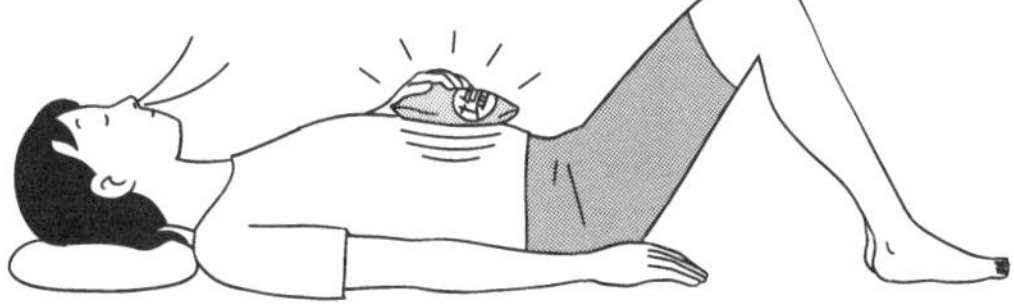

② 腹式呼吸＋口すぼめ呼吸で、意識しておなかの上の本などを持ち上げるように呼吸する

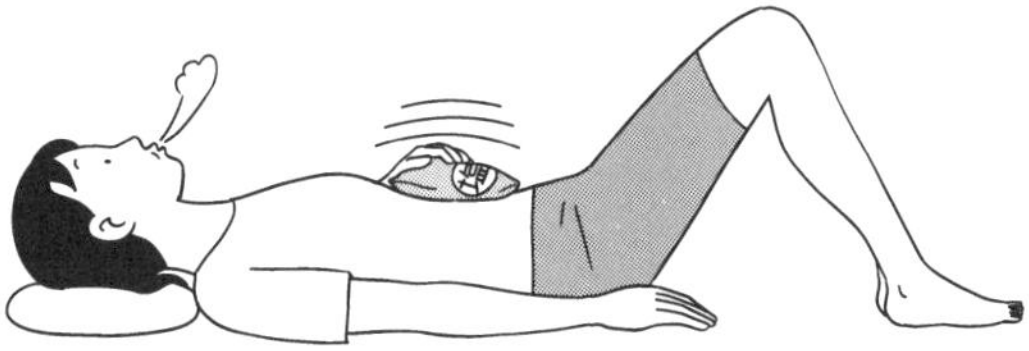

Q108 呼吸機能を高めるストレッチはありますか？

呼吸機能を高めるストレッチとしては、「ボールを抱くポーズ」と「鎖骨回しストレッチ」（左㌻の図を参照）がおすすめです。

会社でのデスクワーク、学校や塾での勉強など、長時間イスに座ることを強いられる現代人は、背中全体が硬くなることで肩甲骨どうしが狭まり、呼吸機能に悪影響が出ています。さらに、肩甲骨のまわりにある脊柱《せきちゅう》起立筋、僧帽《そうぼう》筋といった呼吸補助筋の働きも同じように悪くなってしまうのです。

●「ボールを抱くポーズ」

メインの呼吸筋である横隔膜の働きを促すことで、肺機能全体を高める基本的なストレッチです。ストレッチによって鎮静効果のあるセロトニンも分泌《ぶんぴつ》されるため、呼吸改善だけでなくリラックス効果も得られます。

●「鎖骨回しストレッチ」

肩甲骨まわりの呼吸補助筋をほぐして可動域を広げ、胸郭を左右にぐっと開くことで、呼吸機能を改善するストレッチです。

（奥仲哲弥）

肺機能を高める「ボールを抱くポーズ」

① 両腕でボールを抱えるイメージで両手を胸の前で輪にする。

② ①の姿勢のまま両手を前に伸ばしながら 10 秒かけて息を吐き、肺から空気を抜く。息を吸いながら①に戻る。

③ 再び 10 秒かけて息を吐きながら、上半身を右にひねる。息をゆっくり吸いながら①に戻る。①〜③を１分間行ったら、反対側（左）も同様に行う。

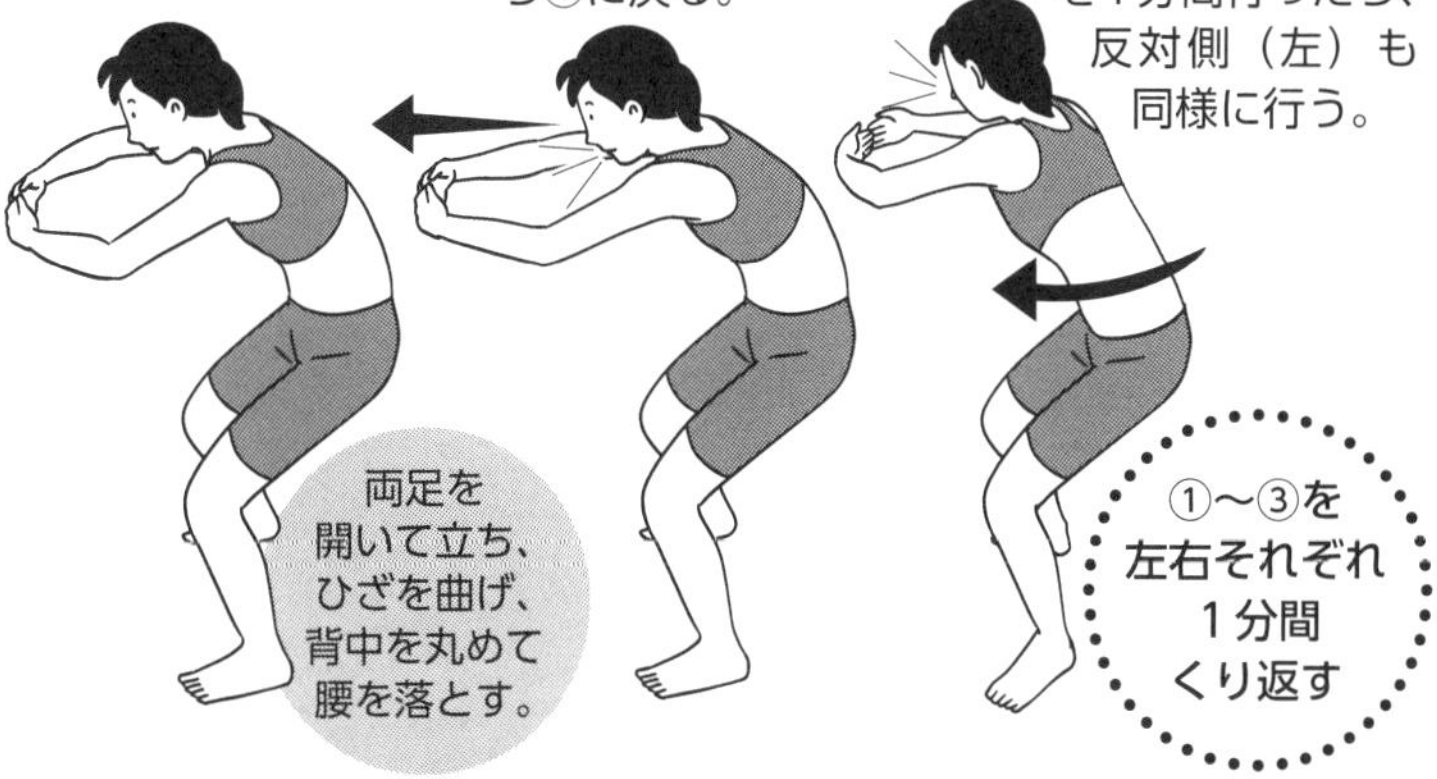

両足を
開いて立ち、
ひざを曲げ、
背中を丸めて
腰を落とす。

くり返す

呼吸機能を改善する「鎖骨回しストレッチ」

① 両手を鎖骨の上に置き、腕はリラックスした状態にする。

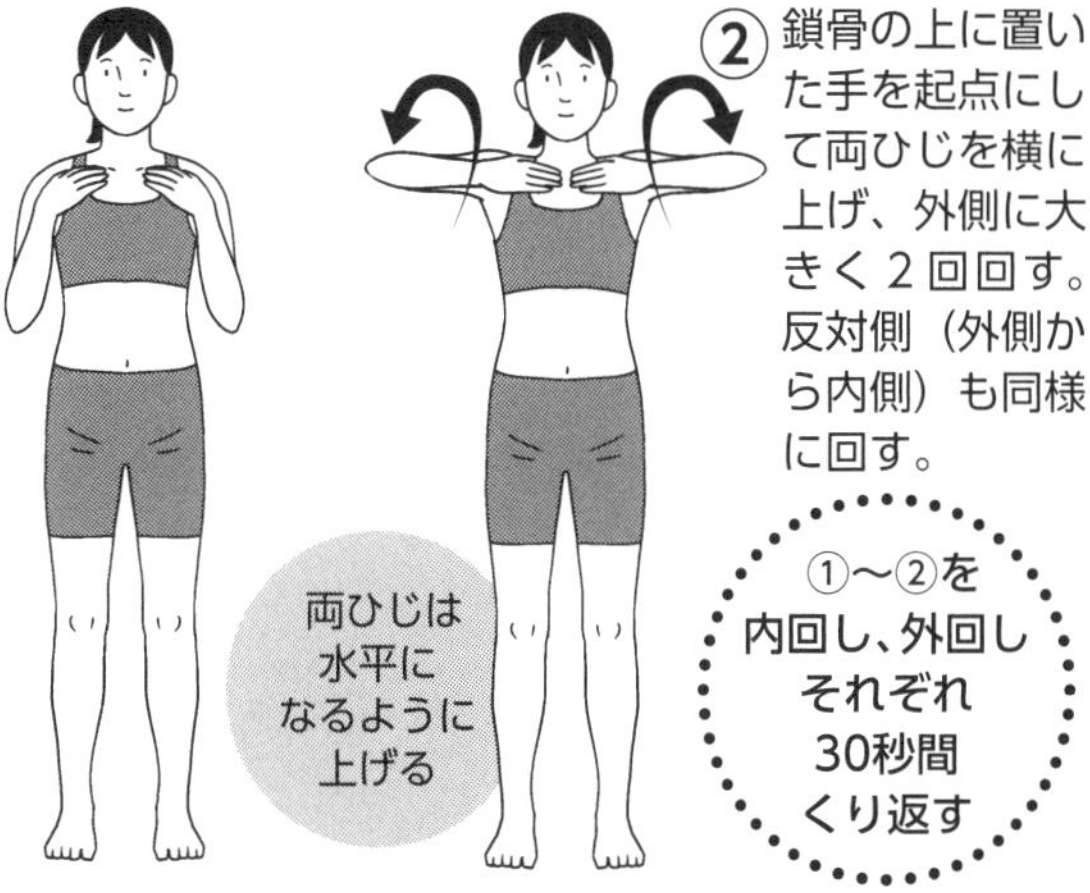

両ひじは
水平に
なるように
上げる
①〜②を
内回し、外回し
それぞれ
30秒間
くり返す

② 鎖骨の上に置いた手を起点にして両ひじを横に上げ、外側に大きく２回回す。反対側（外側から内側）も同様に回す。

左右それぞれ

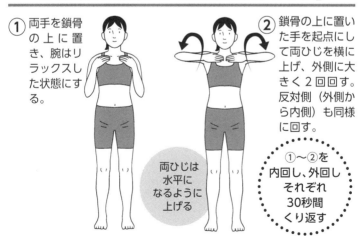

Q 109 ネコ背を正し胸郭を広げて呼吸をらくにする体操はありますか?

いわゆる「ネコ背」の原因の一つとされているのが、大胸筋の衰えです。胸部の前側にあり、複数の筋肉によって構成されている大胸筋は、主に荷物を抱えるさいに働きますが、この大胸筋が弱まっていくと背中が丸まってしまいます。さらに、呼吸筋とも連動しているため、呼吸に支障をきたすようになるのです。

「大胸筋ストレッチ」は、両腕を床につけ、角度を変えながら交互に伸ばしていくことで、上部、下部の大胸筋をほぐし、呼吸をらくにするストレッチです。

腕と足を肩幅の広さにそろえ、ひじとひざを床につけます。次に右肩を床につけて背中を反らせ、右腕を体と90度になるように横に伸ばし、大胸筋の上部をストレッチします。このとき、右肩は床につけたまま、右胸も床に近づけた状態を維持します。次に、伸ばした右腕を頭のほうへ移動させ、わきが135度くらい開くようにして大胸筋の下部をストレッチします。続いて左腕でも同様にくり返しましょう。一連の動きを1分間続けて1セットとし、1日に3セット行うのが理想です。

（奥仲哲弥）

ネコ背を正し胸部を広げる「大胸筋ストレッチ」

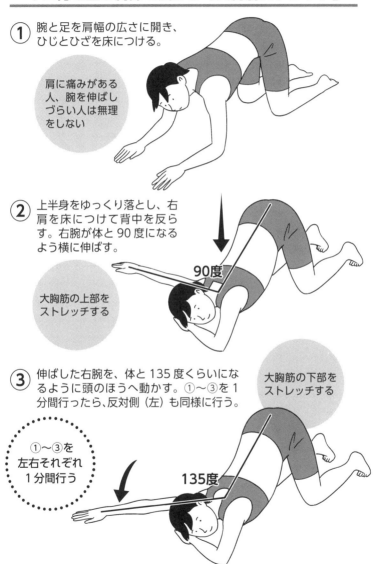

① 腕と足を肩幅の広さに開き、ひじとひざを床につける。

肩に痛みがある人、腕を伸ばしづらい人は無理をしない

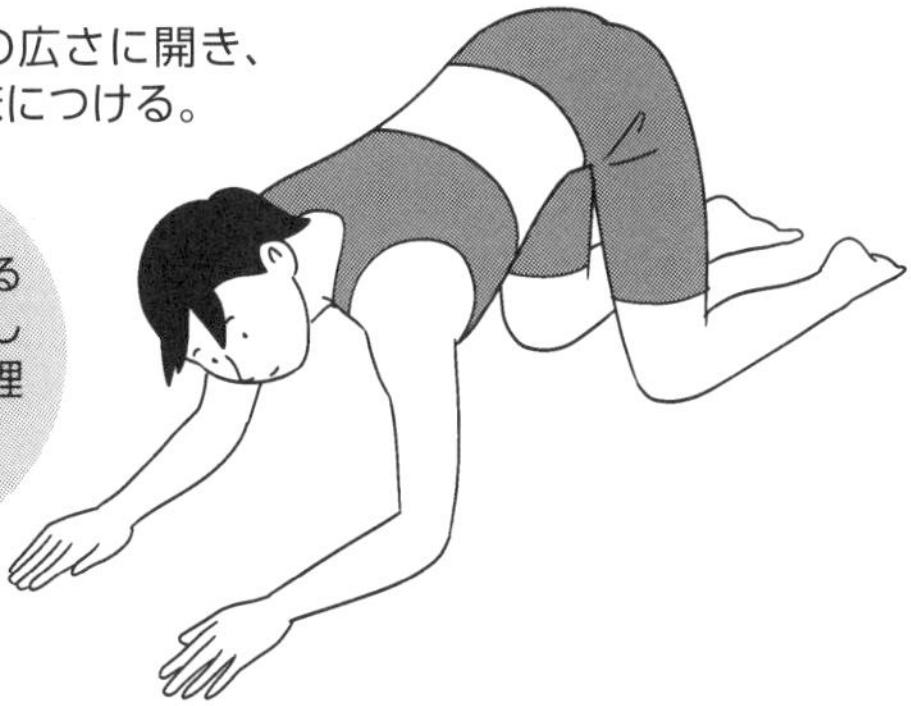

② 上半身をゆっくり落とし、右肩を床につけて背中を反らす。右腕が体と 90 度になるよう横に伸ばす。

大胸筋の上部をストレッチする

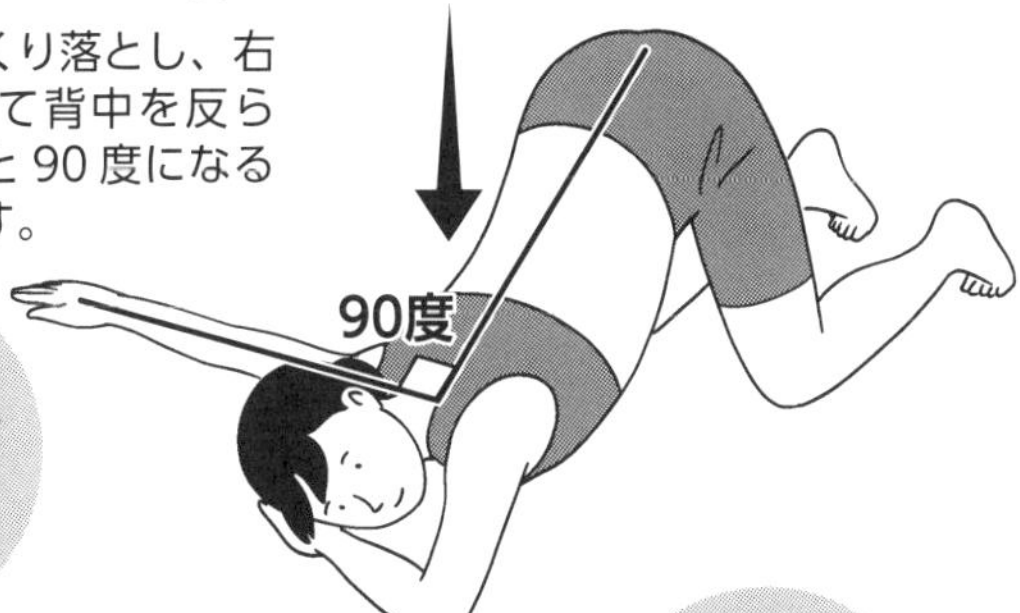

③ 伸ばした右腕を、体と 135 度くらいになるように頭のほうへ動かす。①～③を 1 分間行ったら、反対側（左）も同様に行う。

大胸筋の下部をストレッチする

①～③を左右それぞれ１分間行う

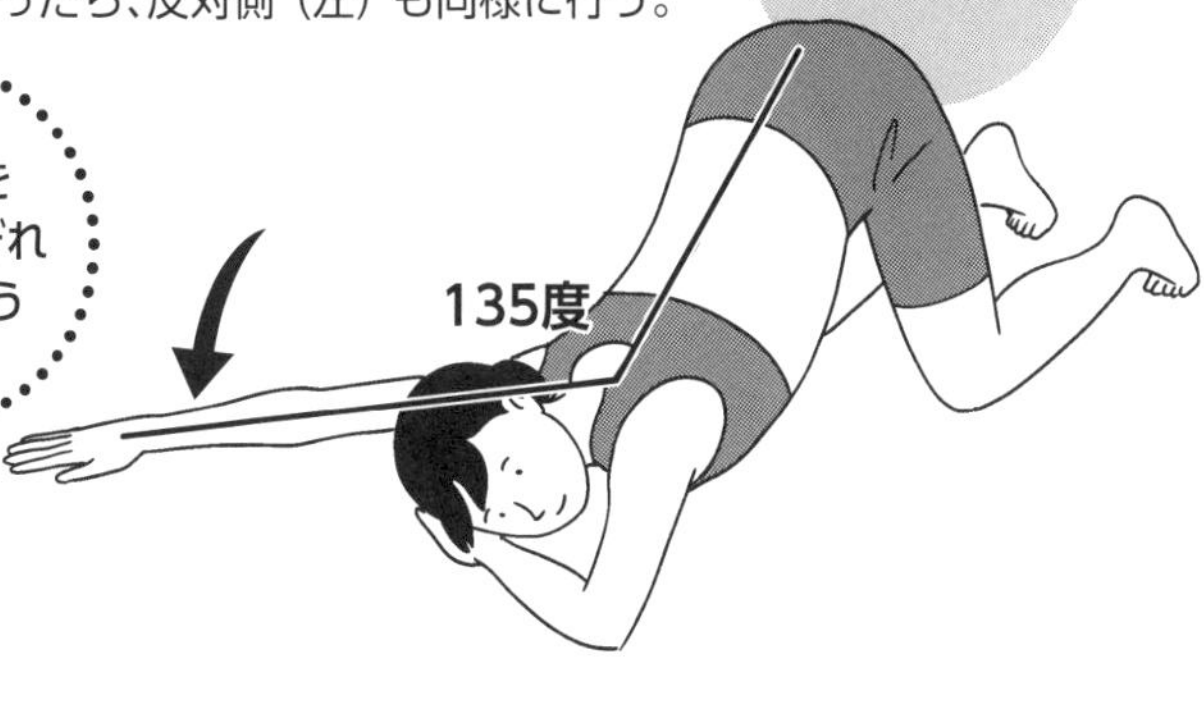

Q 110

呼吸をらくにするためのリハビリにはどんなものがありますか？

呼吸器に関連する病気を持つ人が、病気の進行を抑え、健康状態を回復・維持するために行うのが呼吸リハビリテーションです。呼吸リハビリテーションでは、患者さんが医師と協力して疾患《しっかん》を自己管理できるよう、生涯にわたって支援していくためのプログラムが用意されています。具体的には、**呼吸にかかわる筋肉の強化や、足腰の筋力強化、胸郭や呼吸に必要な筋肉の柔軟性保持・改善を目標とし、息切れの生じにくい動作要領や呼吸の調整法（口すぼめ呼吸、腹式呼吸など）の指導と、運動療法を行います。**呼吸器の病気があると、呼吸困難→座ってばかりの生活→身体機能の失調・低下（デコンディショニング）→呼吸困難の増大という悪循環を招きます。身体活動は、体重コントロール、心臓・筋力・骨の強化などさまざまな健康効果が期待でき、「運動は真の万能薬」といえるのです。

運動療法は、患者さんの症状に合わせて運動内容を決めて行いますが、ここではその一例を紹介します。すべて、呼吸法を合わせて行います。

（千住秀明）

呼吸をらくにする「呼吸リハビリテーション」

●息を吐く腹部・体側の呼吸筋ストレッチ

頭の後ろと腰に手を当て、鼻から息を吸う。息を吐きながら頭に当てたひじを持ち上げるように体側を伸ばす。息を吐き切ったらもとに戻し、反対側も行う。

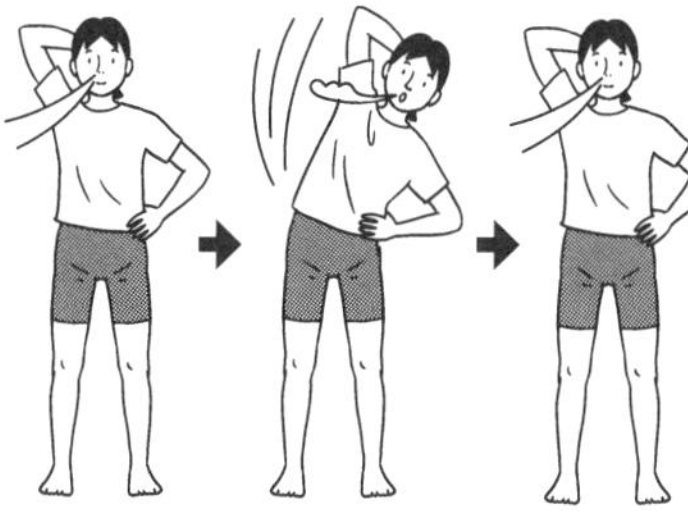

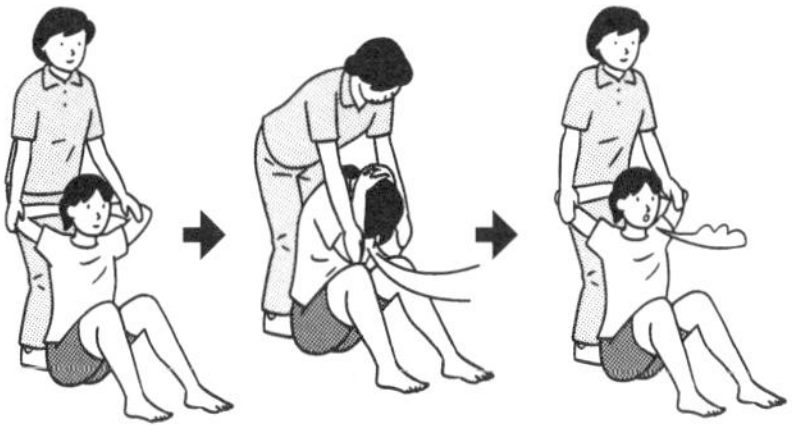

●胸と背中の呼吸筋のストレッチ

両手を頭の後ろで組み、息を吸いながらわきをしぼり、背中を丸める。息を吐きながら胸を反らせてひじを後ろに引く。

●上肢のトレーニング

軽めのダンベルか、水を入れたペットボトルを両手に持つ。息を吸い、ゆっくりと吐きながら、両腕を伸ばす。

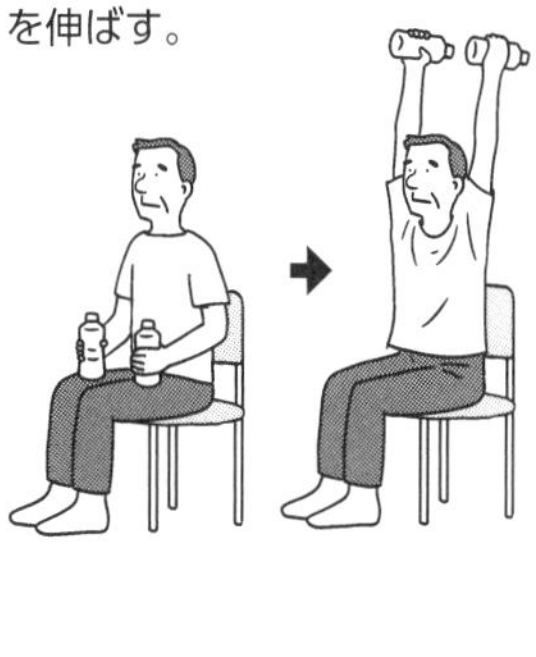

●大腿四頭筋の筋力増強＋呼吸法

イスに座り鼻から息を吸い、吐きながらひざを伸ばして足を上げ、吐き終わるまでにもとに戻す。反対側も同様に行う。

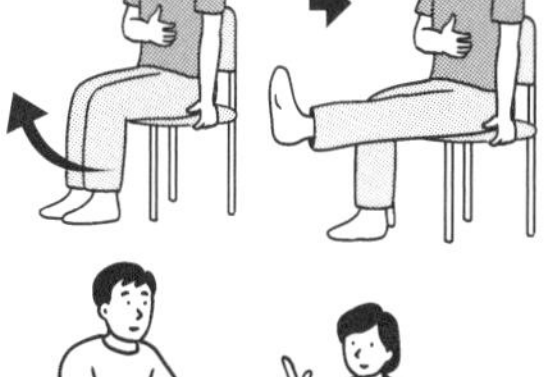

●持久力トレーニング

自転車エルゴメーターやトレッドミルを使って、呼吸と動作を合わせて行う。

※どの運動も無理をせず、体調に合わせてできる範囲で行いましょう

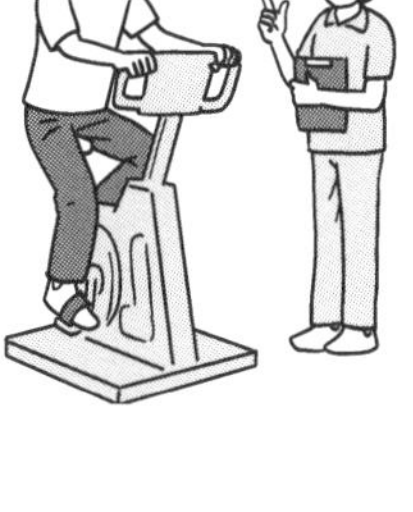

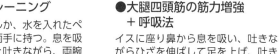

Q 111

口呼吸はぜんそくの大敵といいますが、鼻呼吸に直すトレーニングはありますか？

呼吸には「腹式呼吸」と「胸式呼吸」とは別に、「鼻呼吸」と「口呼吸」という違いもあります。

本来、人間にとって呼吸をするための器官は鼻であり、口は物を食べる器官に特化していました。それが二足歩行や言葉を話すようになったことから、鼻と口が奥でつながり、口でも呼吸できるようになったといわれています。

鼻には、空気中の有害物質が体内に侵入するのを防ぐ装置が備わっています。例えば、空気中のゴミをキャッチするフィルターの役割を持つ鼻毛がその一つです。また、カゼのときに鼻水が多量に出るのも、鼻の奥で増殖するカゼウイルスを排除しようとする鼻の働きです。このように、**鼻は呼吸するための浄化装置**でもあるのです。

それに対して、口の中には有害物質をキャッチするための装置や除去する機能がほとんどありません。口呼吸を続けていると、口の中が乾燥し、唾液《だえき》自体が減ってしまいます。そこへ空気中に舞っている花粉やチリ、細菌、ウイルス、カビ、排気ガスなどが入ってくれば、アレルギー性の疾患《しっかん》や感染症を引き起こすリスクが非常に高くなります。「口呼吸はぜんそくの大敵」というのはそういう意味においてです。

そのうえで、**口呼吸の回数を減らし、鼻呼吸にシフトするには、呼吸に深く関係する舌の筋肉を鍛える必要があります。**高齢になって舌の筋力が衰えると、無意識のうちに口があいてしまい、口呼吸をしてしまうのです。自分の舌の筋力の状態を調べるために、今、自分の舌がどんな状態であるか、以下の中から選んでください。

①舌が下の歯の奥の裏側にくっついている
②口の中のどこにも舌が当たっていない
③舌が上の歯の裏側にくっついている
④舌が上あごにくっついている

④に当てはまった人は、理想的な舌の状態といえるでしょう。③の人も舌の筋肉が十分に働いています。逆に①や②に当てはまった人は、筋力が落ち、舌が常に下がった「低位舌《ていいぜつ》」という状態にあるため、口呼吸の割合が多くなっていると思われます。低舌位の人は、舌を上に向け、上あごにくっつけるよう、日ごろから鍛えるようにしましょう。毎日意識して、このトレーニングをくり返すだけで舌の筋力が戻り、口が半開きにならないようになり、口呼吸の回数もおのずと減っていきます。（奥仲哲弥）

Q 112 運動するときは何に注意したらいいですか？

運動しているさいに、運動誘発ぜんそくの発作が起こった場合は、以下の順で対応してください。特に子供は、遊びつづけたい気持ちから、症状が現れても我慢してしまうことがあるので、まわりにいる大人たちが注意深く観察することが必要です。

①すぐに運動を中止させる。
②水が飲める状態であれば飲ませる（嘔吐《おうと》する危険性もあるので無理はさせない）。
③腹式呼吸などで呼吸を整えるように促す。
④改善しなければ、主治医から指示されている発作治療薬を吸入または内服させる。

その後、20～30分が経過して発作が治まれば、十分注意をしたうえで運動を再開してもいいでしょう。改善しなかった場合は、もう一度薬を吸入させてください。症状がひどいようなら、保護者を呼んで医療機関を受診しましょう。

運動するさいは、事前に体調を確認し、準備運動をしっかりしてください。特に、湿度と気温が下がる冬場は発作が起こりやすくなるので、運動していないときはマスクの着用など注意が必要です。また、ホコリの多い場所での運動もさけましょう。（足立　満）

第9章

日常生活・セルフケアについての疑問22

Q 113

発作が起こったときに呼吸がらくになる姿勢はありますか？

発作が起きたさいに呼吸がらくになる姿勢は、その場所によっても異なります。例えば、戸外で発作が起こった場合は、壁でも手すりでもかまわないので、転倒しないように何かにもたれかかり、上半身を軽く内側に曲げる姿勢がいいでしょう。

家の中ではうつぶせの姿勢がおすすめです。そのさいにクッションや枕を抱えずにかがむと、よけいに息苦しくなって呼吸ができなくなるため、注意してください。

横になるときは「**シムズ位**」（左ページの図を参照）と呼ばれる姿勢が、最もらくに呼吸ができます。

シムズ位とは、気道を確保して安静にするために、横向きで枕を抱える姿勢です。体の下側になる腕で腕枕を作って頭を支えるなど、自分がらくな姿勢を探してください。足にかんしては、体の下側にくる足は伸ばし、上側にくる足はひざを曲げ、枕やクッションの上に置いてください。この姿勢をすると腹筋がゆるみ、呼吸がらくになるので、ぜひ試してみてください。

（奥仲哲弥）

らくに呼吸ができる「シムズ位」

①枕やクッションを抱えながら横向きになって寝る。

呼吸が苦しい場合のシムズ位は左右どちらを下にしてもいい

②体の下側にくる足はまっすぐ伸ばす。

あらかじめ枕やクッションを複数用意しておく

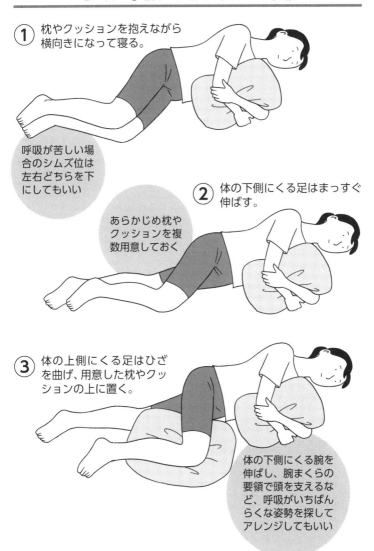

③体の上側にくる足はひざを曲げ、用意した枕やクッションの上に置く。

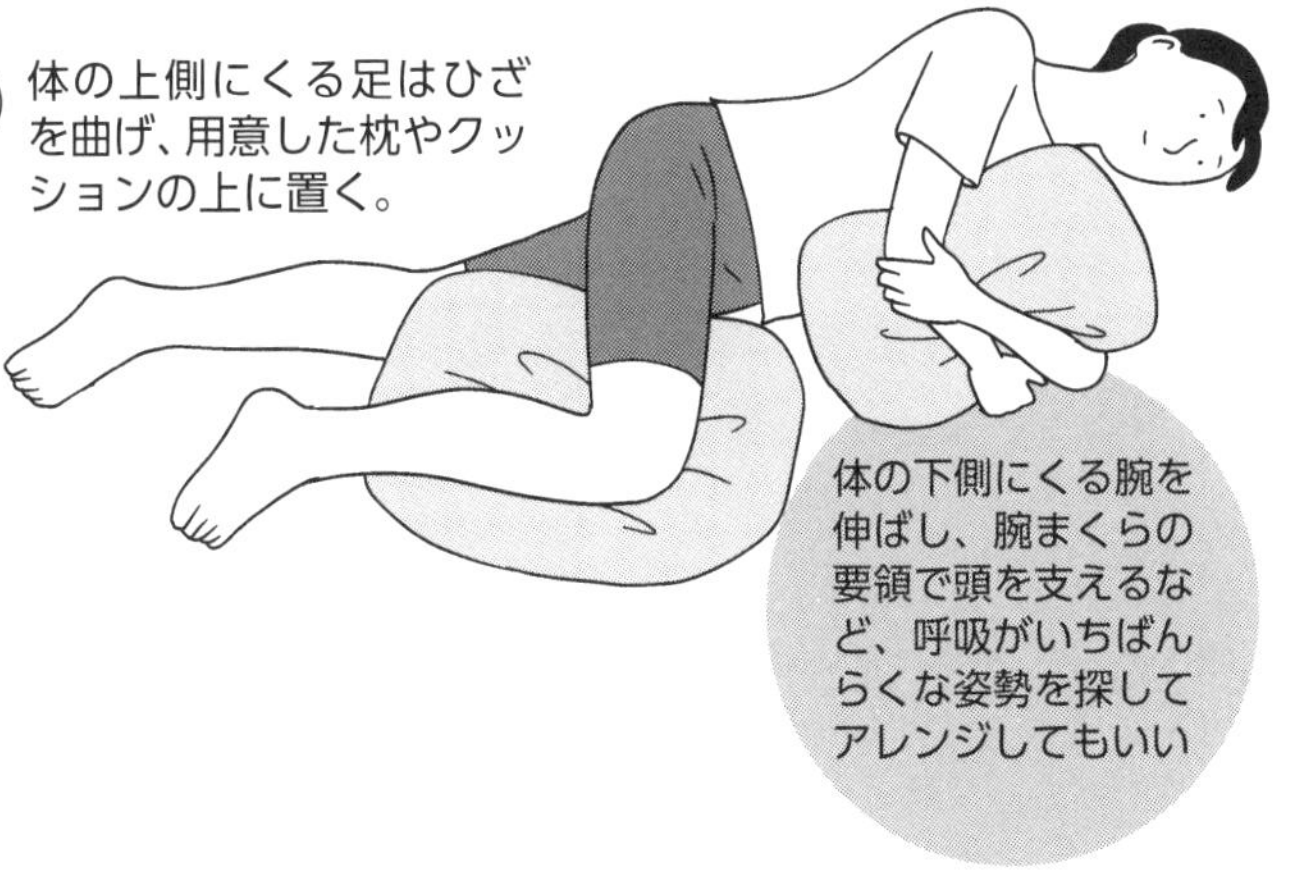

体の下側にくる腕を伸ばし、腕まくらの要領で頭を支えるなど、呼吸がいちばんらくな姿勢を探してアレンジしてもいい

Q 114 セキを出にくくする方法はありますか？

セキ忘れ習慣

乾燥を防ぐ	⇒湿度を保つ、マスクの着用、濡れマスク
のどを潤す	⇒温かい飲み物を飲む、アメをなめる
のどを温める	⇒マフラーやショールを首に巻く
らくな姿勢	⇒前傾姿勢、首を前に出すなど。ベルトをゆるめる

セキを出にくくするには、「乾燥を防ぐ」ことです。室内に洗濯物を干す、加湿器の使用のほか、マスクをつけることも効果的。特にマスクを水で濡らし、軽く絞った「濡れマスク」は、のどの粘膜を潤す効果が抜群です。温かい飲み物を飲むのも効果的です。のどが温まると気道が広がって呼吸がらくになり、のどが直接潤うため、体の外にたんを出しやすくなるのです。アメをなめるのもいいでしょう。唾液腺《だえきせん》が刺激され、口の中が潤います。姿勢にも気をつけてみてください。首を少し前に出したり、背中を少し前かがみにするなど、体の向きを変えることで呼吸のらくな姿勢を見つけられることがあります。セキ込むときはベルトをゆるめて、おなかに力を入れすぎないようにするだけでも和らぐことがあります。

（清益功浩）

Q 115 のどや肺に負担のかからないセキのしかたはありますか？

ふだん私たちは、無意識に胸の呼吸筋で肋骨《ろっこつ》を動かすことで、肺を収縮・拡張させて呼吸をしています（胸式呼吸）が、セキが長く続いたり、たんがうまく出せない状態が続いて体力が消耗《しょうもう》したりすると、肺の動きが低下して胸式呼吸が苦しくなります。次の手順で「呼吸がらくになる上手なセキ」を身につけましょう。

これを習得できれば、肺への負担を軽減した効率のいい呼吸と、上手なセキができるようになり、たんも出しやすくなります。

（清益功浩）

上手なセキのしかた

①水やお茶を飲んで口の中を潤す。②おなかの中に空気を入れるつもりで、ゆっくり深く息を吸う（腹式呼吸）。③2～3秒息を止める。④口をすぼめて、おなかの空気を絞り出すようにゆっくり息を吐く。⑤ゆっくり大きく息を吸う。⑥軽く口をあけ、コホンと軽くセキをする。⑦強くセキをして息を吐き出す。⑧鼻からゆっくり息を吸う。

Q 116 たんを出しやすくする方法はありますか？

たんを出しやすくする方法として、以下の「排たんトレーニング」があります。

●体位排たん法……たんのたまっている部分を上にして、重力を利用して気道の末梢《まっしょう》からより太い気道に向けてたんを移動させ、たんを出しやすくする方法です。たんがどの部分にたまりやすいかは個人差があり、基本的には医師の診察が必要です。胸部X線で確認するか、呼吸の状態（呼吸音）によって判断します。

●ハフィング……太い気道にたんが移動しても、胸郭の動きや呼吸筋の弱さなどにより、息を吐く速度が十分でないと、たんをうまく出せません。息を吐くときに、「ハッハッ」と強く速く息を吐き、たんを出しやすくしましょう。うまくいかないときは、おなかの上で腕を組み、息を吐くタイミングに合わせて腹壁を圧迫し、腹筋の働きを補います。

●スクイージング……気道の内側には繊毛《せんもう》と呼ばれる器官があり、老廃物や異物の移動を促す構造になっています。この繊毛の働きが弱まっていたり、空気の量が少なかったりすると、たんを太い気道へ移動させることが難しくなります。息を吐くと

体位排たん法（体位ドレナージ）

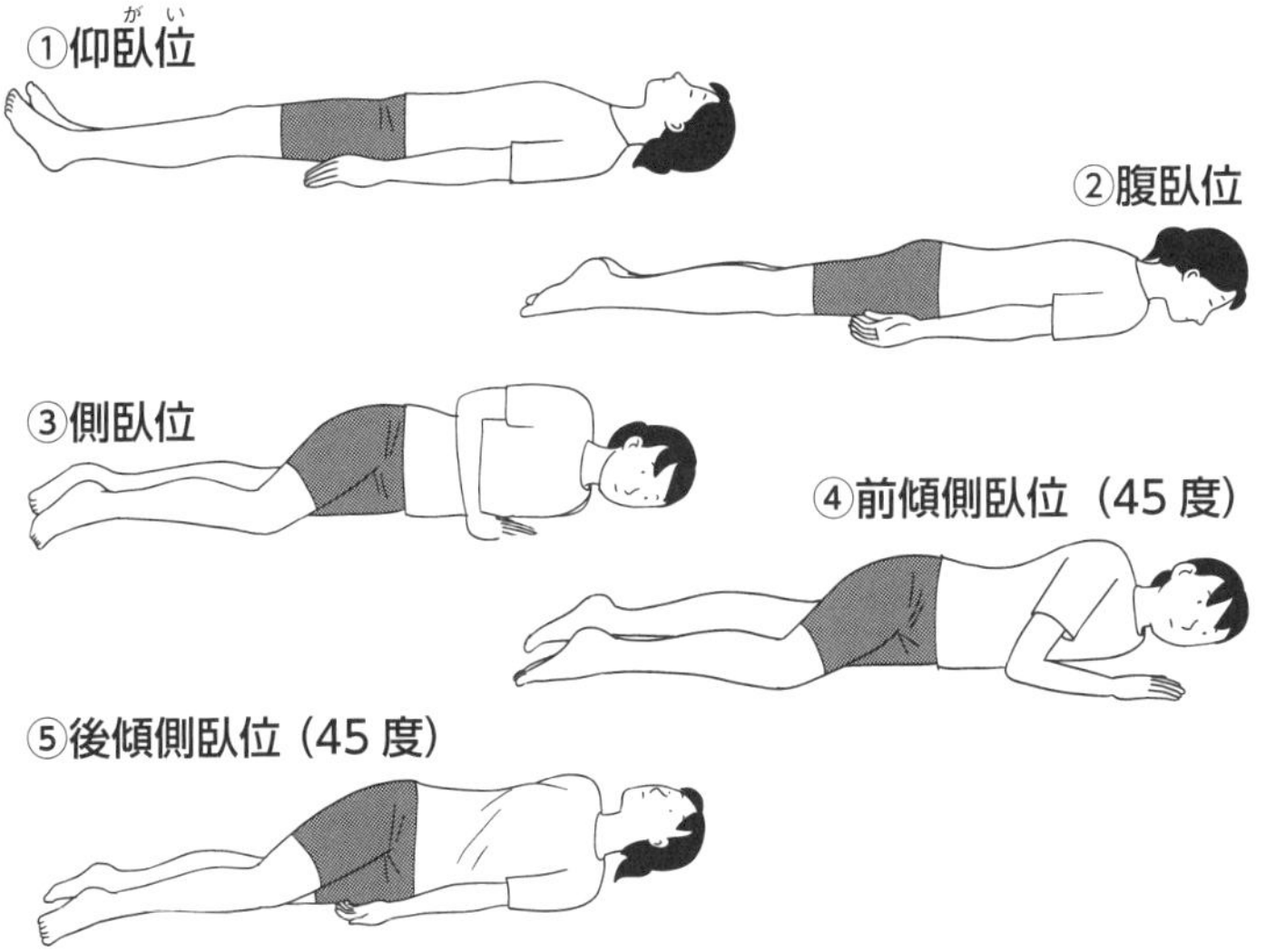

右側にたんがあると感じるときは、左側を下にして④⑤の姿勢をそれぞれ10分程度を目途に保つ。反対に、左側にたんがあると感じるときは、右側を下にする。たんがどこにあるかわからないときは、①～⑤の体位を約10分ずつを目安に一通り行う。＊行う時間はあくまで目安。たんの量によって異なる。

きに、介助者が胸郭を絞り込むように優しく圧迫し、息を十分に吐き出せるようにすることで、空気の出入りする量を増やし、たんの移動を促します。

このほか、胸や背中をリズミカルに軽くたたいて気管支や肺胞についているたんをはがし、体外に出しやすくする「タッピング（軽打法）」（Q117を参照）、市販のマッサージ機などを使って胸部を振動させてたんを出しやすくする「振動法」などがあります。

（清益功浩）

たんを出しやすくする「ハフィング」

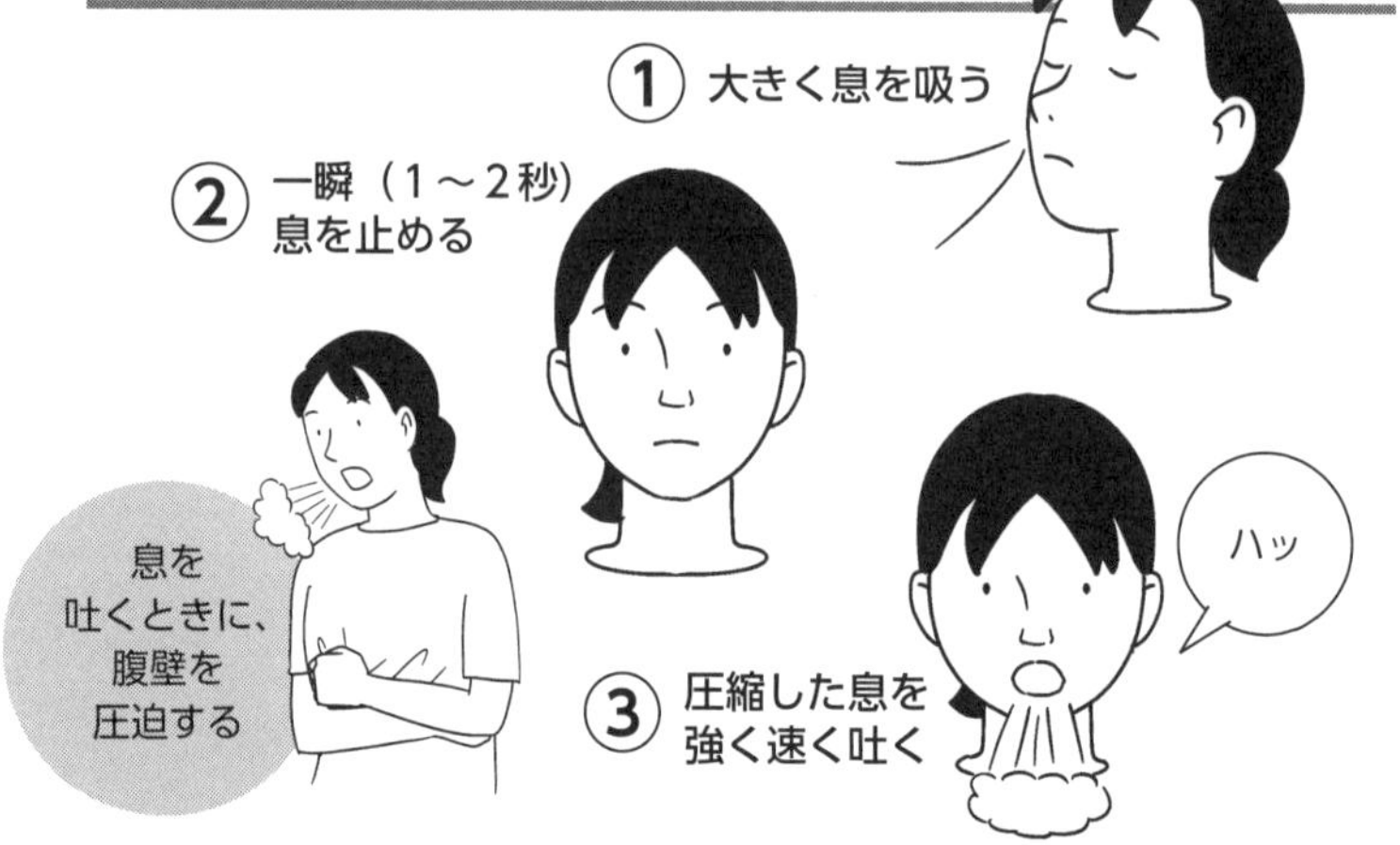
① 大きく息を吸う
② 一瞬（1～2秒）息を止める
③ 圧縮した息を強く速く吐く
ハッ
息を吐くときに、腹壁を圧迫する

排たんを手助けする「スクイージング」

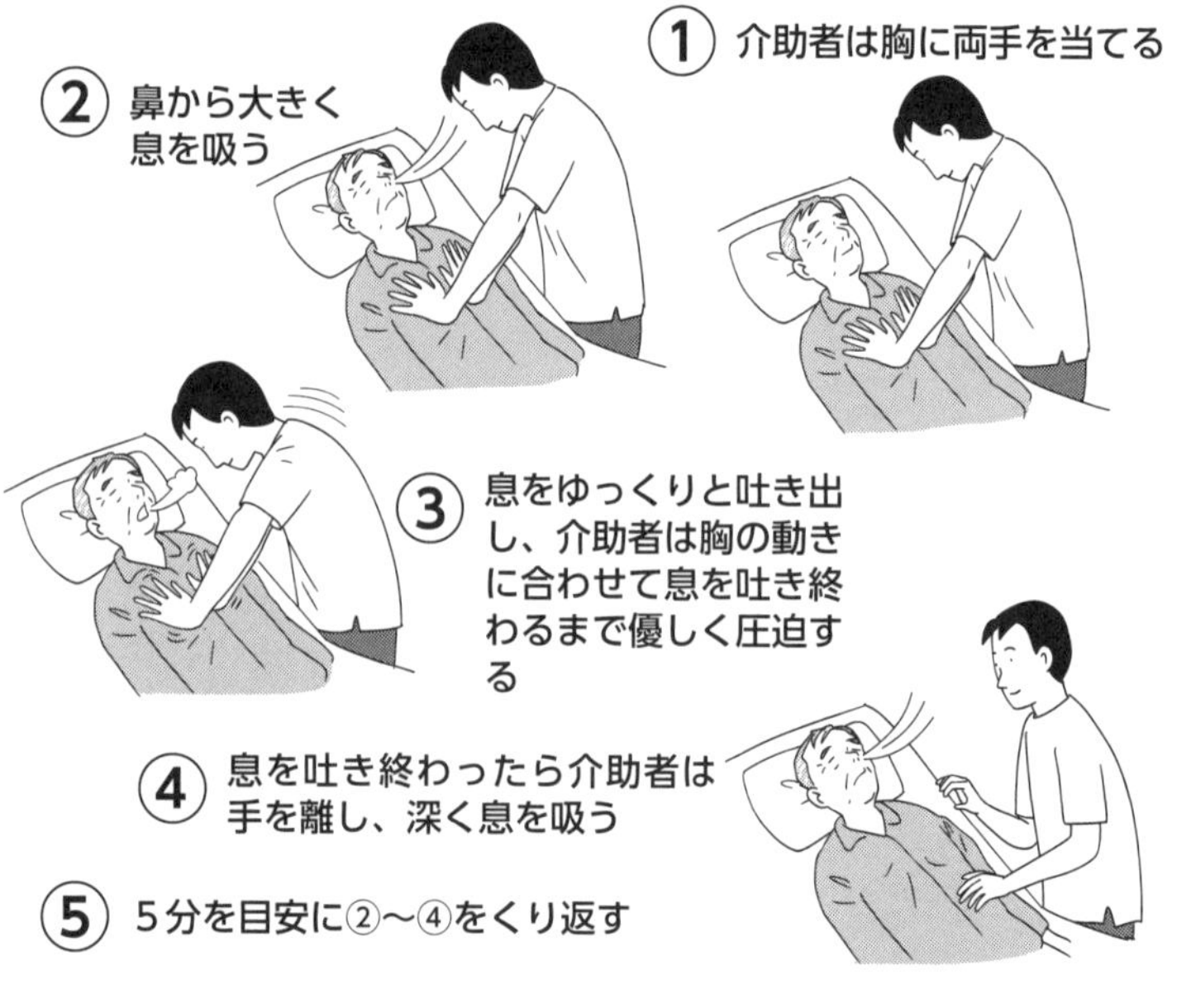
① 介助者は胸に両手を当てる
② 鼻から大きく息を吸う
③ 息をゆっくりと吐き出し、介助者は胸の動きに合わせて息を吐き終わるまで優しく圧迫する
④ 息を吐き終わったら介助者は手を離し、深く息を吸う
⑤ 5分を目安に②～④をくり返す

Q 117 子供のセキがなかなか止まらないときの対処法は？

子供のぜんそくは、セキの症状がとても長く続くことが特徴の一つです。子供は気管が狭く、肺をしぼませる力も弱いために、たんがつまりやすく、しかも出しにくいのです。セキの症状を抑えるには、たんを出すことが大切。ポイントは三つあります。

★子供のセキの止め方
- ●加湿をする
- ●水分をとる（イオン飲料が効果的）
- ●背中をたたいて、たんを出しやすくする（「タッピング」）

タッピングの手の形

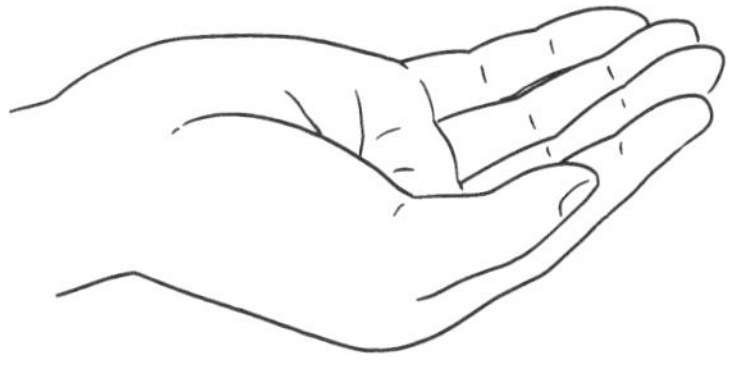

「タッピング」のやり方は、上図のように手のひらをお椀のように丸めます。子供に前かがみの姿勢（ネコ背）をとらせ、ポンポンポンと音が響くような感じでリズミカルに軽く背中をたたきます。たたく振動によって、気管支や肺胞についているたんがはがれ、体外に出しやすくなります。

（清益功浩）

Q 118

ぜんそくに効果的なツボはありますか？

ぜんそくに効果的なツボ

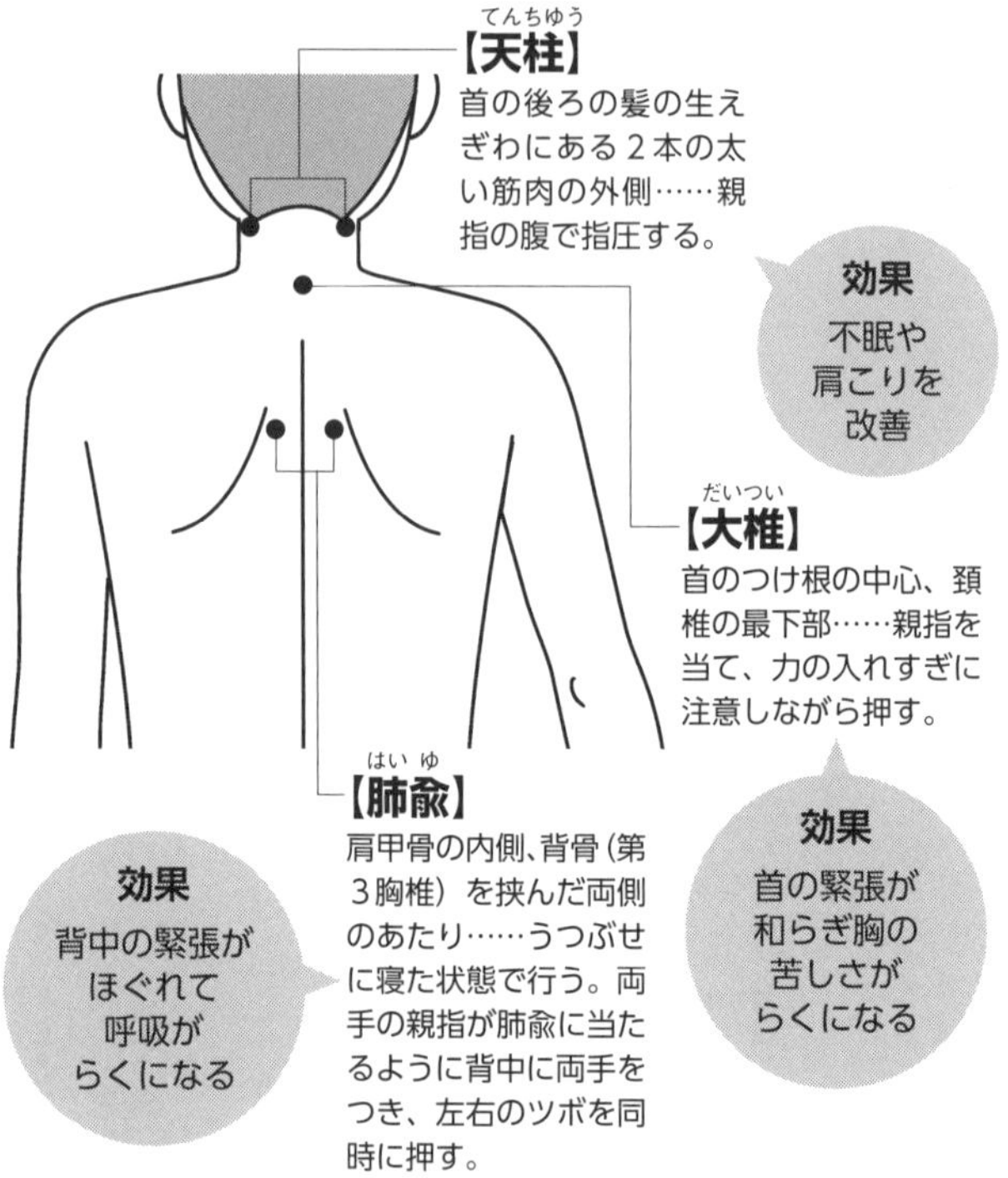
【天柱《てんちゅう》】
首の後ろの髪の生えぎわにある２本の太い筋肉の外側……親指の腹で指圧する。
効果
不眠や肩こりを改善
【大椎《だいつい》】
首のつけ根の中心、頚椎の最下部……親指を当て、力の入れすぎに注意しながら押す。
効果
首の緊張が和らぎ胸の苦しさがらくになる
【肺兪《はいゆ》】
肩甲骨の内側、背骨（第３胸椎）を挟んだ両側のあたり……うつぶせに寝た状態で行う。両手の親指が肺兪に当たるように背中に両手をつき、左右のツボを同時に押す。
効果
背中の緊張がほぐれて呼吸がらくになる

ぜんそくは西洋医学による治療が基本ですが、東洋医学を併用することによって症状が軽くなることがあります。東洋医学を応用した「ツボ療法」のうち、ぜんそくに効果があるといわれるツボを紹介します。

なお、自分ひとりでは行えなかったり無理な体勢になったりすることが多いので、家族に協力してもらいましょう。（清益功浩）

【天突《てんとつ》】

左右の鎖骨の間にあるくぼみ……のどもとから下方向へ押し込むように指圧する。

効果

気道がゆるんでセキが鎮まる

注意

水平に押すと苦しくなる。下方向へ優しく押す

【中府《ちゅうふ》】

鎖骨の外側下のくぼみから、指１本分下にいったところ……あおむけに寝た状態で行う。中府に両手の親指を当てて、両肩をつかむようにして力を入れる。押すと痛いしこりにふれたら、よくもみほぐす。

効果

セキや息苦しさを和らげる

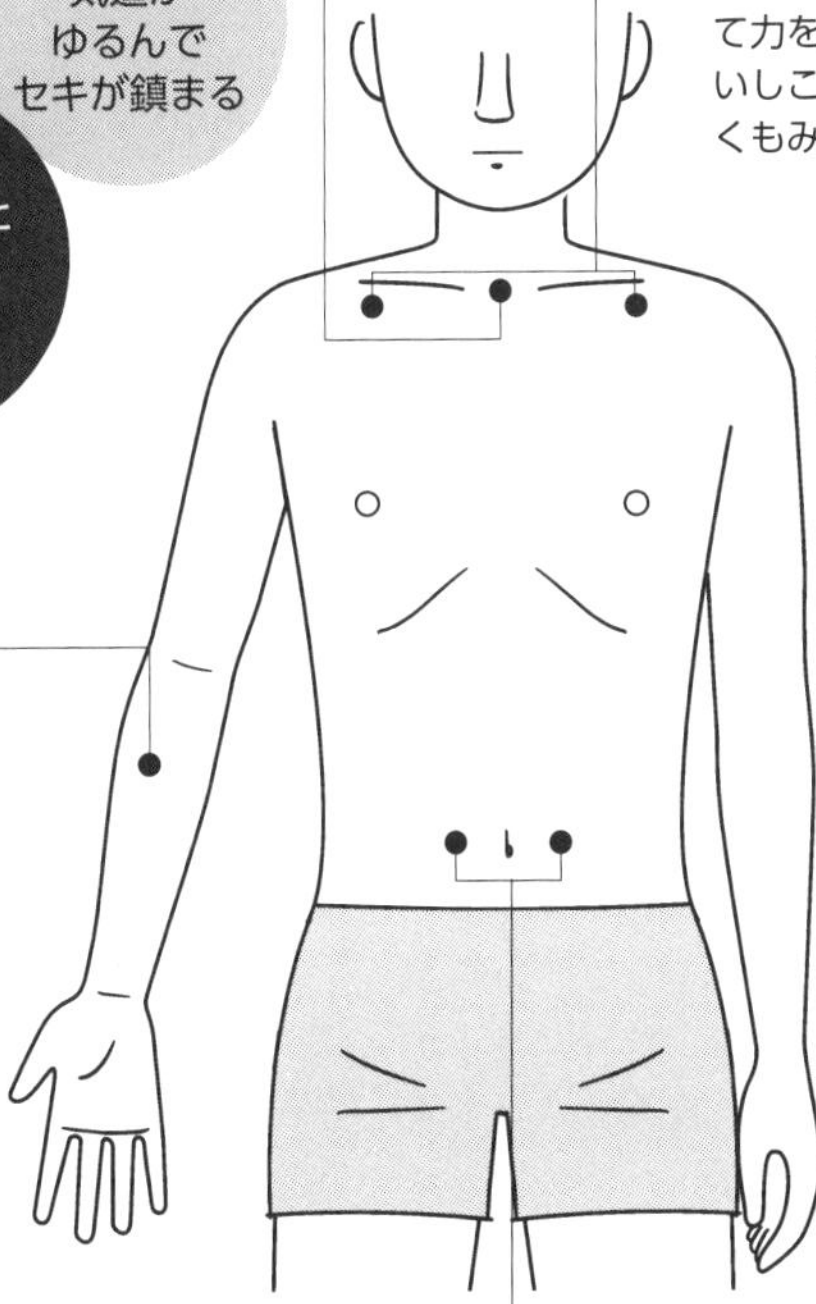

【孔最《こうさい》】

前腕部のひじから見て３分の１くらいのところ（手のひら側の親指側）……手のひらを上に向けた状態で、前腕をつかむように親指を孔最に当て、もむように押す。

効果

激しいセキを鎮める。呼吸がらくになる

【天枢《てんすう》】

ヘソの両側で、ヘソより指幅３本分ぐらい外側……あおむけに寝た状態で行う。両手の中指を天枢に当て、おなかが軽くへこむ程度に押し込む。

効果

腹筋の機能を回復して、たんを吐き出しやすくする

ツボを刺激するときは、部屋をふだんより暖かくして行いましょう。

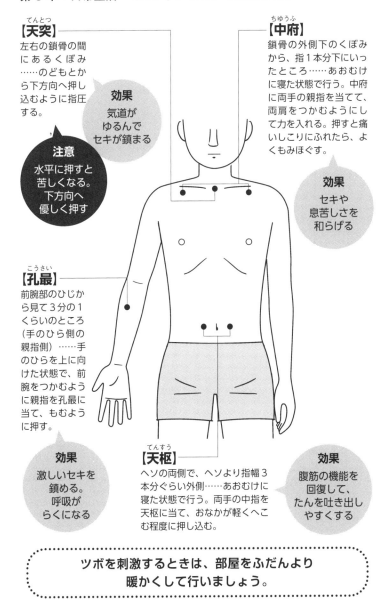

Q119 歩くと起こる息切れ・息苦しさの対処法を教えてください。

ぜんそくでは、発作時以外には息切れがないのが一般的です。COPD《シーオーピーディー》（慢性閉塞《へいそく》性肺疾患《しっかん》）や、成人の難治性ぜんそくなどで、歩くと息切れが起こったり、息苦しさが強くなったりする場合は、**「呼吸法と動作を協調」**させる、**「4吐き2吸い歩き」**を実践してください。

4吐き2吸い歩きは、口すぼめ呼吸（Q82を参照）と腹式呼吸（Q１０７を参照）が基本です。

息を吐きながら4歩進み、息を吸いながら2歩進みますが、苦しい場合は、息を吐きながら3歩進み、息を吸いながら1歩進む、または2歩で吐き1歩で吸うなどに変え、無理をせずに自分の呼吸に合ったテンポで歩くようにしましょう。

初めは短い距離で休止を入れながら、徐々に休止を入れる間隔を延ばしていきます。**速く歩くことが目標ではなく「どれだけ息切れを起こさずに長く歩けるか」が大切です。**

（千住秀明）

息切れ・息苦しさを改善する「4吐き2吸い歩き」

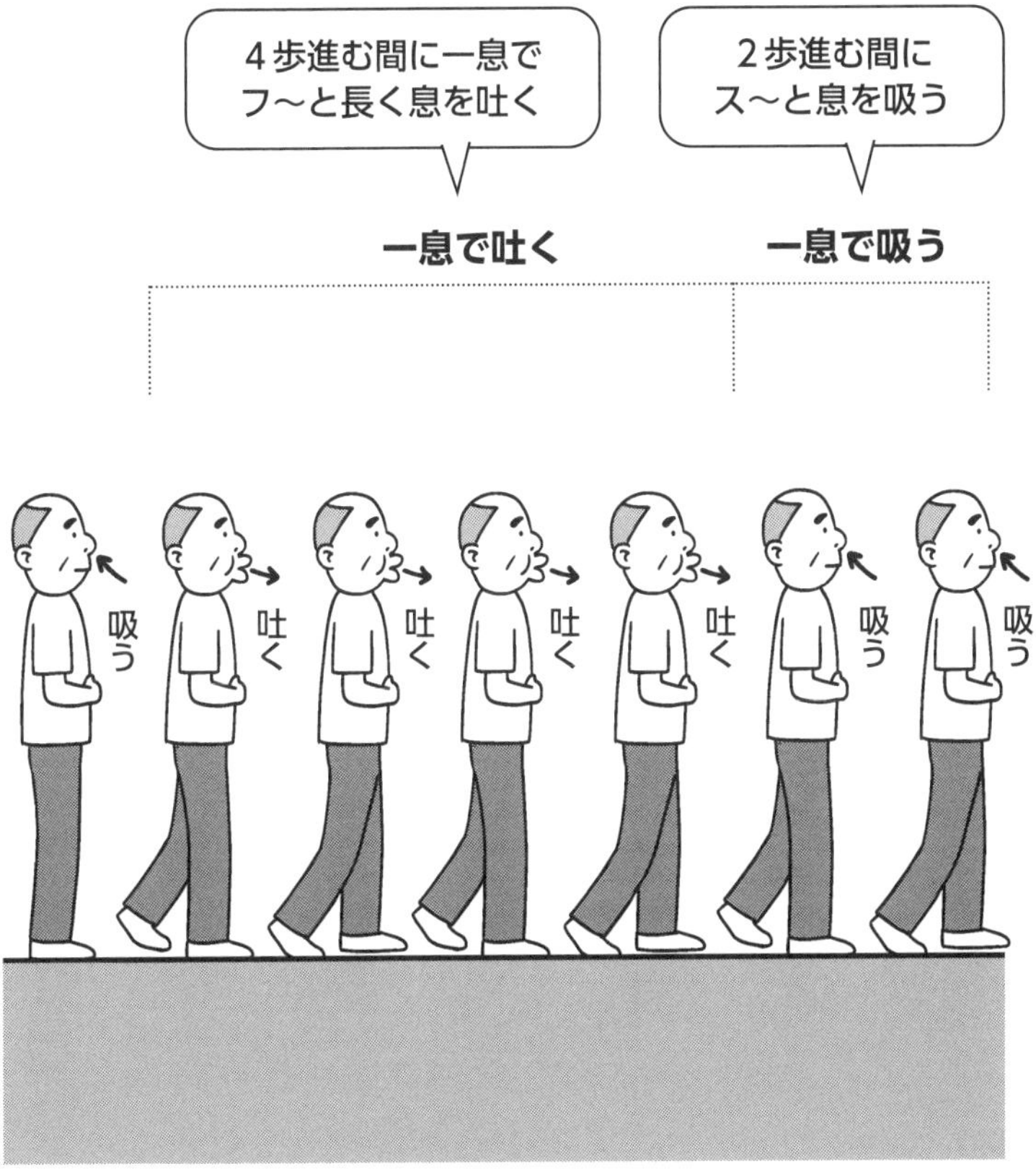

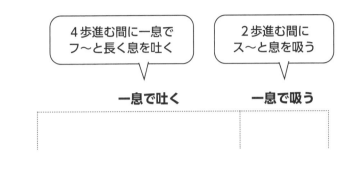

① 歩きだす前に鼻から息を吸う。

② すぼめた口から息を吐きながら「1、2、3、4」と４歩進み、鼻から息を吸いながら「1、2」と２歩進む。

③ これをくり返して歩く。

Q 120 階段を上るときに息切れします。何かいい方法はありますか？

Ｑ１１９で解説したように、階段を上るときにも、呼吸法（口すぼめ呼吸・腹式呼吸）と動作を協調させることで、息切れ・息苦しさを軽減させることができます。**「４吐き２吸い階段上り」**を実践しましょう。

息を吐きながら４段進み、息を吸いながら休みますが、苦しい場合は、息を吐きながら３段進んで休む、または息を吐きながら２段進んで休むなどに変え、無理をせずに自分の呼吸に合うテンポで上るようにします。

無理をしないことが大切ですが、できる場合は、息を吐きながら「１、２、３、４」と４段上り、「１、２」と息を吸いながら２段上がってもいいでしょう。息切れが生じたら、後ろ足に体重をかけて休み、呼吸をゆっくり整えます。手すりにつかまって腕の力で体を引き上げると、かえって息苦しくなってしまいます。体を前に移動させながら上ってください。

階段を下りるときは、息を吐きながら４段下り、吸いながら２段下ります。（千住秀明）

階段がらくに上がれる「4吐き2吸い階段上り」

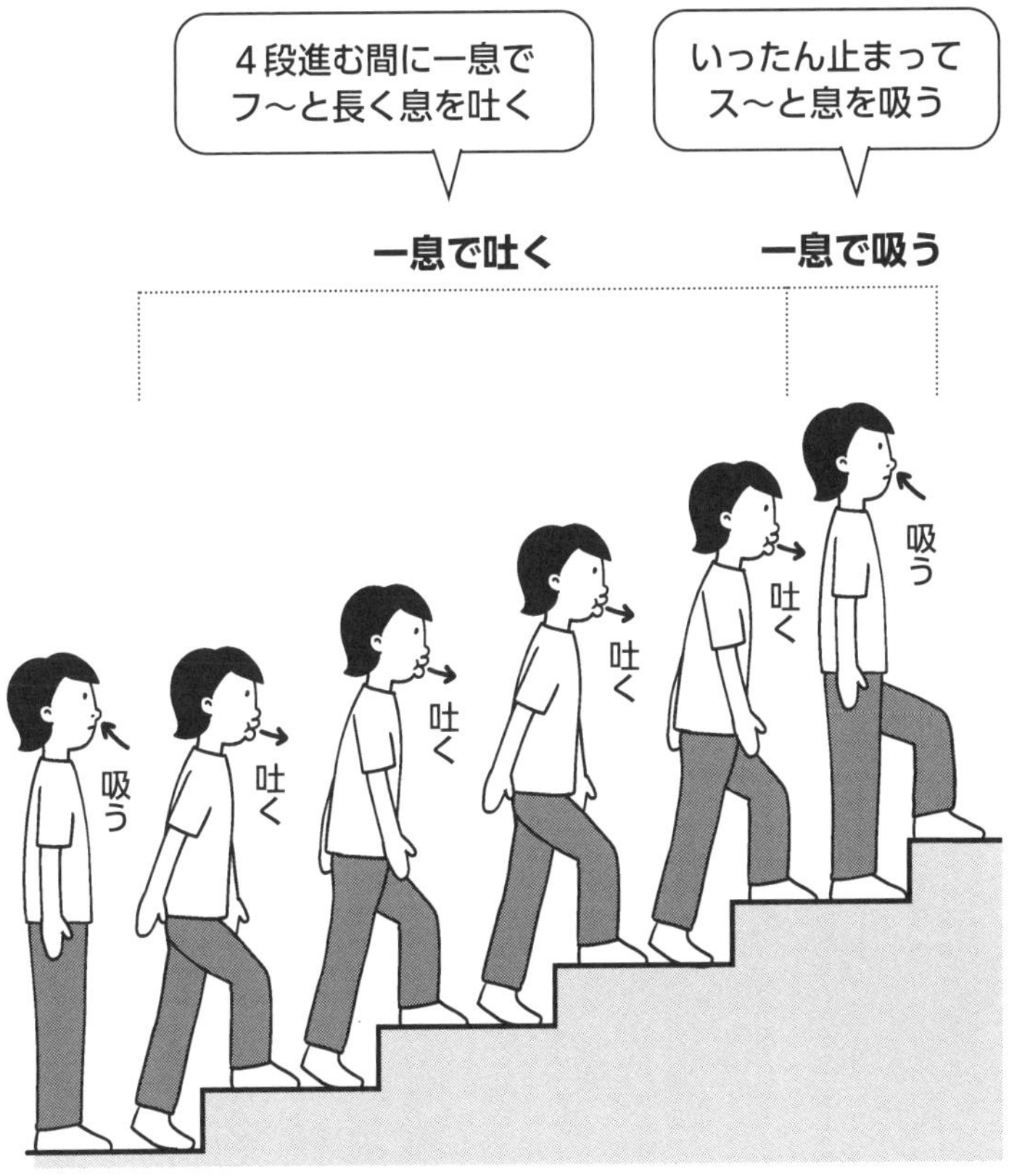

① 上りだす前に鼻から息を吸う。

② すぼめた口から息を吐きながら「1、2、3、4」と４段上り、いったん止まって「1、2」と鼻から息を吸いながら休む。

③ これをくり返して上る。

Q121 ぜんそくがらくになる眠り方はありますか？

セキで睡眠不足になると、「睡眠不足だ」という心理的な要素が影響し、セキがさらにひどくなることがあります。これを解消するためにおすすめなのが、「開き直り睡眠」です。セキなどで寝つけないとき「眠れなくてもいい」と開き直ることで、意外とリラックスできてセキが治まり、自然と眠れることもあるのです。（清益功浩）

開き直り睡眠のコツ

★睡眠のリズムを一定に

●休日も含め、毎日同じ時間に起き、同じ時間に寝る（横になる）

●30分以上の昼寝をしない　●夜勤などの後でも、決めた時間になるまで寝ない

●寝る1時間前からリラックスして、寝るための準備をする

●寝る前に悩まず、考えごとは明日に延ばす

★睡眠に対する考え方を変え、眠れなくてもストレスに感じないことが大切

●睡眠時間の長さにこだわらない　●眠れなくてもすぐに悪影響は出ないと開き直る

●寝不足は次の日に解消できると信じる

Q 122 お風呂に入って発作を起こしたことがあります。どうすればいいですか？

入浴中にぜんそくの発作が起こる原因は、主に三つが考えられます。

●アレルギー性の発作……浴室は多湿でカビが発生しやすい場所です。カビがアレルゲンの人は、カビを吸い込むことによってぜんそくの発作が誘発されます。こまめに浴室を掃除するとともに、入浴中は換気扇を回して換気することが大切です。

●副交感神経が優位になって起こる発作……入浴によって体が温まると血管が拡張し、体を休めるための副交感神経が優位となり、リラックスすることができます。注意が必要なのは、**副交感神経には気道を狭くする作用があること**。そのため、ぜんそくの人は体を温めすぎないように、長湯をさけ、温度は40～42℃、湯船につかる時間は2～5分とし、調子の悪いときはシャワーだけにするといいでしょう。

●寒暖差による発作……気温の急激な変化も発作を招くことがあります。特に冬場は、脱衣所と浴室の寒暖差が大きくなるので、**入浴前に脱衣所を暖めて寒暖差を小さくする**ことを心がけてください。

（清益功浩）

Q 123

アレルゲンを遠ざけるには部屋の内装をどう工夫すればいいですか？

特定のアレルゲンが原因で発作の症状を誘発する、アトピー型のぜんそく。数あるアレルゲンの中でも最も多いとされているのが、ハウスダストです。

ハウスダストとは、家の中で舞うホコリやゴミのうち、肉眼では見えない1ミリ以下のものを指します。特に問題となるのが、ダニの死骸《しがい》や糞《ふん》です。

ダニは気温20℃前後、湿度70～80％という環境を好み、布団やベッド、カーペット、布製のソファー、クッションなど、室内の至るところに生息しています。主に人間のフケやアカ、抜け毛、カビなどをエサとして、6～8月にかけて大量に発生。秋口になると、ダニの死骸や糞が増え、ハウスダストに多く含まれるようになるのです。秋にぜんそくが悪化しがちなのも、この理由が関係していると考えられています。

ダニの生息数は、室内のホコリやゴミの量に比例します。完全に撃退するのは難しいですが、こまめな掃除で減らすことを心がけましょう。左ページのイラストでは「**アレルゲン撃退内装術**」と題して、室内掃除のポイントを紹介します。

（足立　満）

アレルゲン撃退内装術

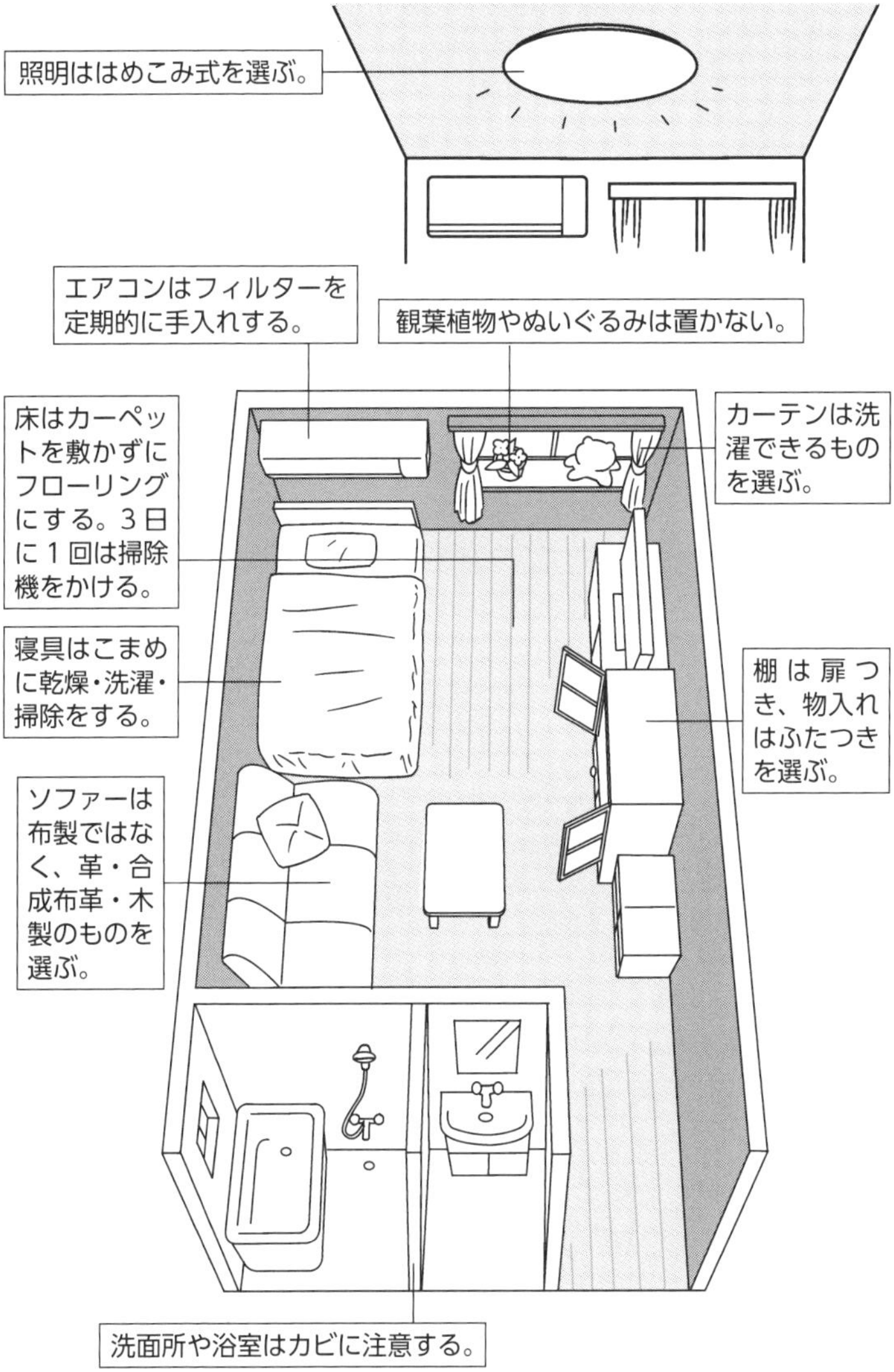
照明ははめこみ式を選ぶ。
エアコンはフィルターを定期的に手入れする。
観葉植物やぬいぐるみは置かない。
床はカーペットを敷かずにフローリングにする。3日に1回は掃除機をかける。
カーテンは洗濯できるものを選ぶ。
寝具はこまめに乾燥・洗濯・掃除をする。
棚は扉つき、物入れはふたつきを選ぶ。
ソファーは布製ではなく、革・合成布革・木製のものを選ぶ。
洗面所や浴室はカビに注意する。

Q 124 布団やベッド、ソファーなどを選ぶさいに注意することはありますか？

ちょうどいい湿気がある布団や枕、毛布などの寝具、布製のソファーやクッションは、ダニの温床となっています。特に、ダニが急増する秋口は温度変化も激しく、ぜんそくも悪化しがち。以下に寝具などを選ぶさいの注意点を述べます。

●布団、シーツ

布団は羊毛や羽毛などの動物性のものはさけて、綿や化学繊維を選びましょう。ダニを通過させない極細繊維で織った高密度生地のカバーやシーツもおすすめです。ただし、中には数十万円もするにもかかわらずエビデンス（科学的根拠）のない〝アトピービジネス〟と思われる防ダニグッズも販売されているので注意してください。

●枕、ソファー、クッション

枕はそば殻ではなく、プラスチック製のパイプや発泡ビーズ、スポンジ性のものを選びましょう。ソファーやクッションは布製のものではなく、革や合成皮革のものがいいでしょう。

（足立　満）

Q 125 掃除機を使うときには何に気をつければいいですか？

最初に覚えておいてほしいのは、ダニの量は部屋の中のハウスダストの量に比例するということです。アレルゲンを持っている人にとって、掃除がどれだけ大事な習慣であるかがわかると思います。

掃除機の使用は時間帯を選びますが、できれば毎日、難しければ少なくとも3日に1回は丁寧にかけるよう心がけましょう。吸い込んだゴミやホコリはそのままため込まず、その都度捨てるように習慣化してください。時間に余裕がある人は、掃除機をかけ終えた後に、固く絞った雑巾やフロア用のウェットシートで、フローリングの水ぶきをするとさらにいいでしょう。

ダニの温床となる布団や毛布などの寝具は、最低でも週に1回は両面に掃除機をかけましょう。そのさい、専用のパワーノズルをつけると、より効果が上がります。枕や毛布、シーツが丸洗いできるものであれば、こまめに洗濯することはいうまでもありません。日光に当てたり、布団乾燥機で乾燥させたりすることも大切です。（足立　満）

Q 126 空気清浄機選びのポイントを教えてください。

　ぜんそくの原因が、ダニ、ハウスダスト、カビといった家の中のアレルゲンであることがわかっている人は、室内の環境整備がとても重要です。アレルゲンがわかっていない人にも、ホコリやタバコの煙、ウイルス、細菌などを除去する空気清浄機は、強い味方になってくれるかもしれません。さまざまなメーカーから多くの機種が発売されている空気清浄機は、機能にも価格にも開きがあり、どれを選んだらいいのか迷う人も多いのではないでしょうか。選ぶさいのポイントとしては以下があげられます。

●花粉、インフルエンザウイルスなどの病原体をしっかりと除去できる
●パワーがあって清浄スピードが速く、空気の循環が部屋の隅々《すみずみ》まで行き渡る
●脱臭（におい粒子を取り除く）ができる
●1年を通じて使用できる多機能（加湿・除湿）
●静音で場所を取らない

　病院やほとんどのクリニックでも空気清浄機が使われていますから、かかりつけ医に相談してみるのもいいかもしれません。

（清益功浩）

Q 127 ペットを飼っても大丈夫ですか？

残念ながら、「毛のある動物」は、ぜんそくの大敵です。イヌ、ネコ、ハムスター、ウサギ、トリなど、毛の生えた動物を飼うのはさけてください。

血液検査などでペットにアレルギーがないことがわかっている人でも、飼っているうちにペットに対してアレルギーを起こすようになることがよくあります。動物の毛はそれ自体がアレルゲンとなるだけでなく、家の中に動物がいるとダニが繁殖しやすくなります。すでにペットを飼っている人は、できれば屋外で飼うようにしましょう。難しければ、寝室にはペットを入れないようにする、こまめに掃除をする、換気を十分に行う、ペットをシャンプーやブラッシングで清潔に保つ——などを心がけてください。ペットがいると明らかに症状が悪化することがわかった場合は、友人知人に預かってもらう、または責任を持って新しい飼い主を探しましょう。

新たにペットを迎える場合には、魚類（金魚・熱帯魚など）、虫類（カブトムシ、クワガタなど）、両生類（カエル、イモリなど）、爬《は》虫《ちゅう》類（カメ、トカゲ、ヘビなど）など「毛のない動物」がおすすめです。

（松瀬厚人）

Q128 ぜんそくの発作予防にマスクは有効ですか？

顔ピッタリマスクの選び方

① 親指と人さし指でＬ字形を作る

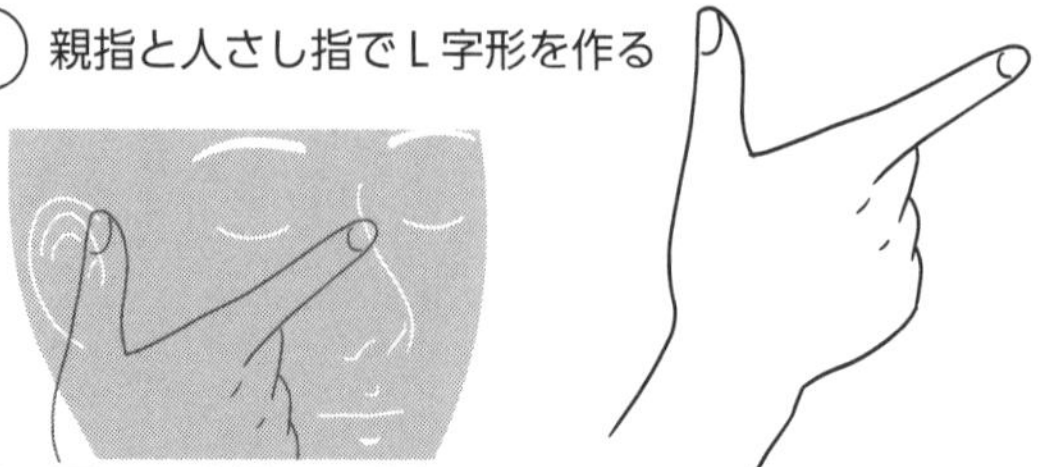

② 耳のつけ根の一番高いところに親指を、鼻のつけ根の上から1センチのところに人さし指を当てて長さを測る

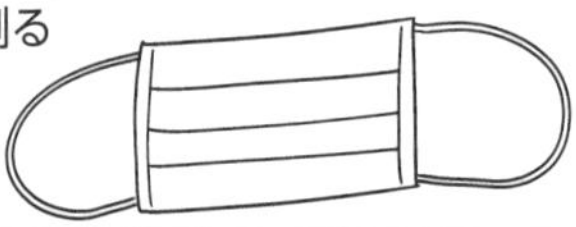

③ 測った長さでマスクサイズを決める

9～11センチ	⇒子供用サイズがおすすめ
10.5～12.5センチ	⇒小さめサイズがおすすめ
12～14.5センチ	⇒ふつうサイズがおすすめ
14センチ以上	⇒大きめサイズがおすすめ

乾燥を防ぎ、アレルゲン（ハウスダストや花粉など）やウイルス、細菌などが体へ侵入するのを軽減してくれるマスクは、ぜんそくの発作予防に有効です。

また、カゼは発作を誘発します。「マスクの着用」「手洗い」「うがい」を毎日の習慣にしてください。

なお、マスクは、サイズ選びが重要です。ウイルスやアレルゲンが侵入するすきまを作らないように、上図を参考に顔にフィットするマスクを選びましょう。

（清益功浩）

マスクの種類

医療用マスク	⇒主に医療用に使用される感染防止用マスク。外科手術などで使われることから、〝外科の〟〝手術の〟という意味から「サージカル(surgical)マスク」とも呼ばれる。
産業用マスク	⇒主に作業現場などで使用される防じん（微粒子用）マスク。「N95マスク」などは医療現場でも使用される。フィルター機能が高く、外から内への経路を遮断する。長時間使用での息苦しさが難点。 ※使用時に密着性の確認が必要。粉じんの量や性質により顔面すべてを覆うものもある。
家庭用マスク	⇒カゼ、花粉対策や防寒・保湿などの目的で日常的に使われるマスク。素材や形状、サイズなどが豊富で、フィルター性能と通気性のバランスがよく、長時間にわたり快適に使用できる。

●家庭用マスクの素材

不織布	⇒複数の原料を組み合わせることで、厚みやすきまを自由に調整できるのが特徴。値段が安く、使い捨てで衛生的。性能を大きく左右するフィルター部分の違いにより、「花粉用」「ウイルス用」などさまざまな種類があり、捕捉できる粒子の大きさが大きく異なる。
ガーゼ	⇒主に飛沫の飛散防止のために用いる。飛沫の防御能は低い。綿織物を使用し、洗濯が可能。高い保湿性と保温性があり、乾燥からのどを守るのに役立つ。中に特殊なフィルターを縫い込んで花粉などの通過を防ぐものもある。
その他	⇒飛沫の防御能は低いが通気性の高いウレタン、速乾性の高いポリエステル、蒸れにくいリネン、比較的肌に優しいシルクなどがある。

●家庭用マスクの形状

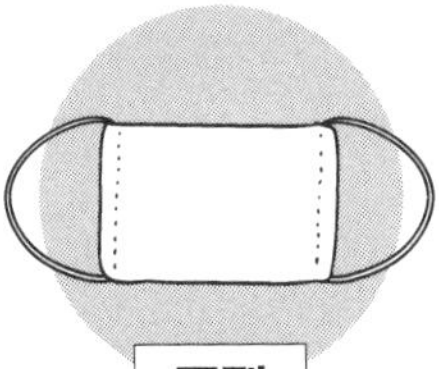

平型

ガーゼ素材が主流。昔ながらの四角い形状。すきまができやすい。

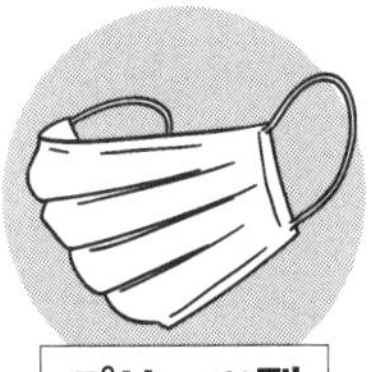

プリーツ型

不織布素材が主流。圧迫感がなく呼吸がらく。ズレにくい。

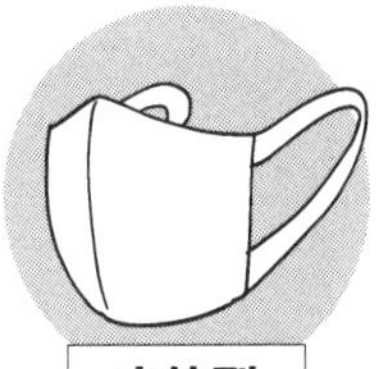

立体型

ウレタン、シルクなど素材が豊富。マスクと口の間に空間があり、しゃべりやすく呼吸もらく。

Q 129 旅行に出かけるときはどんな備えが必要ですか？

長期の旅行、特に海外への渡航は、人生における大きな楽しみの一つですが、ぜんそくの患者さんにとっては、生活環境が一変することで発作が起こるのではないか、起こった場合、かかりつけ医もいない、場合によっては言葉も通じない状況でどのように対処すればいいのかなど、多くの不安を伴うと思います。だからといって、旅行を制限する必要は全くありません。いつ発作が起こっても大丈夫なように、しっかりと準備をしておけば、安心して楽しめます。

具体的には、**事前に医師に携帯する薬を処方してもらい、緊急時の対処法を確認しておきましょう。**Q75で解説した**ぜんそくカード**も、いざというときに役立ちます。海外旅行の場合は、病名や処方箋《せん》を英語で書いたメモを持参し、あらかじめインターネットなどで旅行先の病院を調べておくようにしましょう。

なお、乗り物に乗るさい、エアコンの冷風が直接当たる席はさけ、そうした席になってしまったら、事情を説明して席を替えてもらうことをおすすめします。（足立　満）

Q 130
ぜんそくの子供を入園・入学させるとき、先生にどう伝えればいいですか？

ぜんそくの子供が入園・入学するさいには、まずはかかりつけ医に、園・学校生活でのアドバイスをもらうといいでしょう。そのうえで、園・学校側（担任と養護の先生）には、子供のぜんそくの症状や発作の頻度をきちんと説明して、行動（運動や掃除など）による悪化の可能性、ぜんそくの発作が起きたときの対応（発作の徴候、薬の使い方、病院受診の基準、かかりつけ医、緊急連絡先など）について相談しておく必要があります。特にアレルゲンがハッキリしている場合は、その説明も欠かせません。例えば、動物がアレルゲンの子供が、動物を世話する係に選ばれる可能性もあります。子供は、動物を触ったら発作が起きてしまうと自覚していても、その場の流れや友達との関係性などから、自分からはいい出せずに思わぬ行動を取ることもあります。

「ぜんそく児の入園・入学の心得３ヵ条」は、①かかりつけ医に園・学校生活での注意点を確認すること、②園・学校側に十分に説明・相談すること、③子供と話し合い注意点をできる範囲で理解させること、です。

（清益功浩）

Q131 子供は体育を見学させたほうがいいですか？

ぜんそくがあるからといって、運動を制限する必要はありません。子供にとっての運動は心身の発育に欠かせないものです。発作を恐れて運動を制限してしまうと体力が低下し、結果としてちょっとした運動でも息が上がって発作を起こしやすくなります。

ふだんの治療をしっかり行い、コントロール良好の状態を保つことが大前提ですが、運動時の発作を予防するには、**「準備運動をしっかり行うこと」**が大切です。準備運動不足でいきなり激しい運動をすると発作を招きます。また、運動の前に、吸入薬を使うことも有効です。

ただし、発作の起きやすいマラソンやマット運動のさいには、子供のようすに留意してもらいます。どのようなようすのとき、どのような対処をしてもらうかにかんしては、**「学校生活管理指導表」**を活用しましょう。学校生活上の留意点や重症度分類、使っている薬などを主治医に書き込んでもらったうえで、これをもとに学校側と具体的な注意事項などを話し合います。用紙は学校から配布されますが、日本学校保健会のホームページ（http://gakkohoken.jp）からもダウンロードできます。

（清益功浩）

Q 132 子供が部活動でスポーツをしてもいいですか？

ふだんのぜんそくの症状をきちんとコントロールできていれば、部活動でのスポーツは問題ありません。ただし、注意したいのが、**「運動誘発ぜんそく」**（Q25を参照）です。運動することで、セキやゼーゼー（ぜん鳴）、息苦しさなどのぜんそくの症状が出る運動誘発ぜんそくは、「激しい運動」「長時間の運動」「マラソン」「空気が冷たく乾燥した環境」で起こりやすく、薬によるコントロールが不十分だと起こりやすいものです。症状が出たら運動を中止して、吸入薬を使い、らくな姿勢で休んでください。15分ほどで治まることが多いので、治まれば運動を再開してかまいません。治まらないとき、息苦しさが強いときには、医療機関の受診が必要です。**発作が起こったときの対処法をしっかり子供と話し合っておくことが大切です。**部活顧問の先生にも、ぜんそくの病気があることを伝えておきましょう。

また、運動誘発ぜんそくは、現在のぜんそくの状態を強く反映するので、運動誘発ぜんそくが起こった人は、ふだんの予防管理が不十分である可能性があります。医師に相談して、治療を見直すようにしましょう。

（清益功浩）

Q 133
禁煙したいのですが、らくにやめられる方法はありますか？

インターネット上の禁煙アプリ、禁煙サポートページを見てみると、実に多くの禁煙法のアイデアやグッズが紹介されています。日本にもようやく「禁煙ブーム」が訪れたといえるのではないでしょうか。もちろん、こうした禁煙法の紹介が盛んであることは、それだけ禁煙が難しいということの証拠でもあります。

私が実際に聞いた方法の中では、禁煙をしたい仲間を募って、ＬＩＮＥ《ライン》などのＳＮＳで情報交換をしながら禁煙に成功した人の話が印象に残っています。その人はタバコが吸いたくなると、必ずＬＩＮＥで仲間に「吸いたい！」と伝えたそうです。すると、「我慢しよう」「今が踏ん張りどきだよ！」といった励ましの言葉が次々と届き、そこで我に返ってタバコを吸いたい気持ちが治まったといいます。目標に向かっていっしょに歩める仲間と、成功の充実感を分かち合うことが大きなポイントだったのですね。

禁煙というゴールをめざすなら、ストレスがたまる方法よりも、できるだけ自分に合った楽しめる方法を探しましょう。

（奥仲哲弥）

Q 134 ぜんそくの最新情報を得るにはどうすればいいですか？

ぜんそくにかんする最新情報や知見を得るためにおすすめなのが、以下の２つのウェブサイトです。活用してみてください。

●アレルギーポータル【https://allergyportal.jp】……日本アレルギー学会と厚生労働省が共同で公開している総合情報サイト。ぜんそく疾患《しっかん》の特徴や治療法などの基礎的な知識から、書籍情報、医療機関情報、災害時の対応方法、日本の取り組みや法令・研究についてなど、さまざまな情報を得ることができます。

●大気環境・ぜんそくなどの情報館【https://www.erca.go.jp/yobou】……独立行政法人・環境再生保全機構の運営する情報サイト。基礎知識、調査・研究情報などのほか、日常生活での工夫点、運動療法、食事療法などのさまざまな情報が得られます。また、今使っている薬やこれからの治療などへの心配や悩みごとに、専門医と看護師が答える「電話相談室」が設けられています（専門医相談は予約制／診療は行っていません）。くわしくはホームページを参照してください。

（清益功浩）

ぜんそく 気管支炎・COPD
呼吸器とアレルギーの名医が教える
最高の治し方大全

2021年10月12日　第1刷発行

編 集 人　上野陽之介
シリーズ統括　石井弘行　飯塚晃敏
編　　集　わかさ出版
編集協力　田中元樹　山本亜作子　高梨聖昭（MaK Office）
装　　丁　下村成子
本文デザイン　熊坂 弘（MaK Office）
イラスト　前田達彦
発 行 人　山本周嗣
発 行 所　株式会社文響社
〒105-0001　東京都港区虎ノ門2丁目2-5
共同通信会館9階
ホームページ　https://bunkyosha.com
お問い合わせ　info@bunkyosha.com
印刷・製本　中央精版印刷株式会社

ISBN 978-4-86651-423-9

本書は専門家の監修のもと安全性に配慮して編集していますが、本書の内容を実践して万が一体調が悪化する場合は、すぐに中止して医師にご相談ください。また、疾患の状態には個人差があり、本書の内容がすべての人に当てはまるわけではないことをご承知おきのうえご覧ください。